北京大学医学生临床操作技术丛书

内科常用操作技术手册

主 编 陈 红 陈江天
编 者 （按姓氏笔画顺序排列）
马建新 李大公 李慧平 张国艳
张黎明 陈国栋 周翔海 苑翠珍
高占成 郭丹杰 郭淮莲 崔传亮
董霄松 彭 涛

北京大学医学出版社

NEIKE CHANGYONG CAOZUO JISHU SHOUCE

图书在版编目（CIP）数据

内科常用操作技术手册/陈红，陈江天主编．—北京：北京大学医学出版社，2005.8
ISBN 978-7-81071-835-6

Ⅰ．内… Ⅱ．①陈…②陈… Ⅲ．内科学－技术手册 Ⅳ．R5-62

中国版本图书馆 CIP 数据核字（2005）第 055512 号

内科常用操作技术手册

主　　编：	陈红　陈江天
出版发行：	北京大学医学出版社（电话：010-82802230）
地　　址：	（100191）北京市海淀区学院路 38 号 北京大学医学部院内
网　　址：	http://www.pumpress.com.cn
E - mail：	booksale@bjmu.edu.cn
印　　刷：	北京东方圣雅印刷有限公司
经　　销：	新华书店
责任编辑：	李小云　责任校对：蓝叶　责任印制：张京生
开　　本：	787mm×1092mm 1/32　印张：3.75　字数：84 千字
版　　次：	2005 年 9 月第 1 版　2011 年 11 月第 2 次印刷
书　　号：	ISBN 978-7-81071-835-6
定　　价：	10.80 元

版权所有，违者必究

（凡属质量问题请与本社发行部联系退换）

序 言

医学生培养过程中临床思维方法的培养和临床实践技能的训练是非常重要的环节。如何提高医学生和低年住院医师的处理临床问题的能力，使之在较短的时间内达到"会看、会想、会说、会做"的较高水平的临床医师，是当今医学教育过程中受到广大医学教育工作者普遍关注的问题。有鉴于此，北京大学医学出版社联合北京大学医学部教育处筹划出版了《北京大学临床医院教学案例丛书》和《北京大学医学生临床操作技术手册》系列丛书，以期使医学生和低年住院医师在较短的时间内，掌握较好的临床思维方法和一定的处理问题的能力。这是一件非常好的工作。

培养"会看、会想、会说、会做"的高水平临床医师，除了采用传统的教材传授系统知识外，利用临床实践中的真实病例，由具有丰富临床经验和教学经验的医师进行系统的总结，对医学生和低年住院医师进行临床思维方法和临床技能的培训，是一条捷径。医学生通过细致的回味每一个病例，身临其境地体会每一个病例的场景，有助于医学生能够取得事半功倍的效果。

本系列丛书从临床病例出发，细致描写了内、外、妇、儿、传染和皮肤性病专业各种疾病的特点、诊断思路、诊断要点、处理原则，注重临床思维方法的训练和临床解决问题能力的培养，同时注意兼顾临床理论，有助于医学理论与医学实践的融会贯通。

作为案例选编，学生从中可以通过学习各种案例的思维方法和处理手段，辅助临床病历的书写，指导接诊病人时思路，同时可作为临床技能考核前系统复习参考。

我非常支持北京大学医学出版社和医学部教育处做出的努力，十分感谢参编的各临床学院的专家、老师的无私奉献。

2005 年 7 月 30 日

前　言

内科常用操作技术是内科医生必备的基本功，医学生临床操作能力的高低是他们在未来的临床工作中能否安全、顺利地完成医疗工作的关键之一。为了使医学生在进入临床工作之前有良好的临床操作技术，确保医疗安全，我们编写了此书。

本手册从操作的适应证、禁忌证、操作所需要的材料、操作步骤、并发症等方面较全面地阐述了包括气管插管、胸腔穿刺、胸腔引流、心包穿刺、心电图操作、腹腔引流和腰椎穿刺在内的20项常用内科操作技术，同时为了检验和巩固学习效果，每一项操作都编写了配套习题及答案。本书力求内容简明扼要，重点突出，实用性强，也适用于住院医师和低年主治医师的学习和参考。

在本书完成之际，我们衷心感谢无私奉献了知识和才智的各位作者，并祈望专家、同道，以及读者批评赐教。

陈　红　陈江天

2005年2月

目 录

操作总则 ································ 1
  操作规程 ······························ 1
第一部分 血管穿刺及胰岛素注射技术 ······· 2
  动脉穿刺 ······························ 2
  注射技术 ······························ 5
  静脉注射技术 ·························· 10
  结核感染有关的皮肤试验 ·············· 15
  胰岛素注射技术 ······················· 18
第二部分 呼吸系统操作 ·················· 21
  气管插管 ····························· 21
  环甲膜穿刺与环甲膜切开 ·············· 24
  胸腔穿刺 ····························· 27
  胸腔闭式引流术 ······················· 30
  氧疗法 ······························· 34
  吸痰法 ······························· 37
第三部分 循环系统操作 ·················· 41
  心包穿刺术 ··························· 41
  心电图操作常规 ······················· 45
第四部分 消化系统操作 ·················· 50
  胃管插入术 ··························· 50
  三腔管操作 ··························· 52
  腹腔穿刺 ····························· 56
第五部分 神经系统操作 ·················· 59
  腰椎穿刺术 ··························· 59

第六部分　重症监护一般操作 ·················· 63
　　膀胱插管和临时导尿 ·················· 63
　　留取清洁尿样 ·················· 69
　　经皮耻骨上膀胱穿刺 ·················· 70
第七部分　测试题和参考答案 ·················· 72
　　测试题 ·················· 72
　　参考答案 ·················· 110

操作总则

操作规程

临床操作技能是一个临床医生必不可少的基本功和疾病诊治的重要手段,但如果操作不当,也有潜在的危险性。为了提高操作的准确性和安全性,提高工作效率,医生和医学生在完成这些不同操作时,需要遵守一些共同原则。

在实施操作前,要如实地向患者及其家属仔细解释操作过程、必要性和潜在的并发症,以取得患者和家属的理解及合作,必要时需签署知情同意书或操作同意书。操作医生应详细询问病史,确定对象无误,并重温相关操作的适应证、禁忌证以及操作过程,要注意无菌操作原则,做好处置突发事件的准备。另外要注意保护患者的隐私,尽量在治疗室操作或用屏风遮挡操作现场。

所有操作均应由有执业资格,并完成相应执业注册的医生完成。操作医生应注意个人防护。在与所有患者接触前后,或在所有有创操作前后均需要洗手。对需要接触血液、体液或分泌物的操作,例如静脉穿刺、静脉输液、胸腔穿刺、腹腔穿刺、呼吸道护理和伤口护理,以及处理病人尿液和粪便等,操作过程中均须戴手套,必要时应穿戴隔离衣等防护设施。

(陈　红　陈江天)

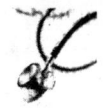

第一部分

血管穿刺及胰岛素注射技术

动脉穿刺

【适应证】

1. 各种疾病、创伤、手术所导致的呼吸功能障碍者。
2. 呼吸衰竭的患者,使用机械辅助呼吸治疗时。
3. 抢救心、肺复苏后,对患者的继续监测。
4. 需要行动脉血生化检验(如:血氨水平)时。

【禁忌证】

无绝对禁忌证。有出血倾向、穿刺局部有感染者慎用。

【材 料】

血气标本采集包
或者:
1. 5ml 注射器。
2. 肝素(1000U/ml),1ml。
3. 酒精或碘酒棉球。
4. 冰杯。

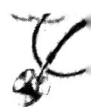

【操作过程】

1. 使用"肝素化"的注射器抽取血气分析标本或"非肝素化"的注射器抽取生化分析标本。如果没有成套的动脉血采集装置,可用 5ml 的注射器抽取 1ml 肝素(1:1000 配置),将注射器活塞抽至末梢,使肝素分布于整个注射器。然后弃去肝素,仅留少量使之充填于针头中。

2. 根据个人习惯,可选择桡动脉、股动脉或肱动脉作为穿刺点。如果选择桡动脉,在穿刺前需行 Allen 试验检查尺动脉是否通畅。如果尺动脉没有血流,最好不要选择桡动脉,改选其他动脉进行穿刺。Allen 试验的方法是首先让病人握拳,操作者握紧病人腕部同时压迫桡动脉和尺动脉,然后让病人松手。操作者在压迫桡动脉的同时松开压迫尺动脉侧的手指。如果尺动脉通畅,病人的手掌会在 6 秒钟内充血。这时,桡动脉穿刺即可安全进行。如果充血时间延迟或患者手掌一直苍白,则因侧支循环不畅,不能选择桡动脉作为穿刺部位。必须选择其他的穿刺部位。

3. 如果选择股动脉作为穿刺部位,使用 NAVEL 的记忆方法来帮助定位腹股沟重要组织。在腹股沟韧带的下方触诊股动脉,由外向内的组织为神经(Nerve),动脉(Artery),静脉(Vein),空隙(Empty space)和淋巴组织(Lymphatic tissue)。

4. 仔细触诊所选择的穿刺动脉。有的操作者希望能使用利多卡因作局部皮下麻醉,但这使"一次穿刺"变成了"两次穿刺"。用两个手指分别触诊动脉的近端和远端,或将两个手指置于血管的两侧,使动脉固定。操作者增加关节张力可使桡动脉或肱动脉接近体表。
5. 佩戴口罩、帽子,使用碘酒或酒精棉球消毒穿刺部位,并消毒左手食指和中指。
6. 如执笔般将注射器穿刺入皮,注射器和皮肤成角约60°～90°(图1-1)。在针头接近动脉时常可感觉到动脉搏动。

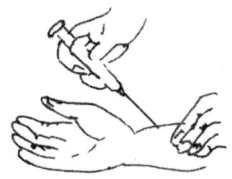

图1-1　桡动脉穿刺示意图

7. 轻轻回抽注射器,使注射器内保持一个轻微负压,以便血液进入注射器。因动脉本身具有一定的压力,抽取动脉血标本一般只需要很小的回抽力。如果使用玻璃注射器或者特殊的血气针,常常可以自动充填注射器而无需拉动活塞。
8. 如未刺入动脉腔,可回移针头,但勿将针尖拔出皮肤。通过动脉搏动重新定位。
9. 获得标本后,快速抽出注射器,在穿刺部位加压5分钟,如果病人使用抗凝药物,则需要加压更长时间。既使穿刺没有成功,也需压迫穿刺部位以避免出血导致筋膜室综合征。

【并发症】

动脉穿刺的主要并发症是局部血肿，穿刺后压迫适当时间可以预防血肿的发生。其他常见的并发症还有动脉痉挛、感染、周围组织和神经损伤。

【其 他】

如果为了获取动脉血气分析标本，务必排尽注射器中的空气，并旋转注射器使血液混匀，移除针头，并使用密封帽使空气不能进入注射器。如果几分钟内不能进行血气分析，将注射器冰浴。在化验单上注明吸氧浓度、抽取日期及时间。

(董霄松　高占成)

注射技术

【适应证】

1. 皮内注射
   (1) 各种抗原及药物过敏试验，以观察局部反应。
   (2) 预防接种。
   (3) 局部麻醉时的先驱步骤。
2. 皮下注射
   (1) 需迅速达到药效，但不能或不宜口服者。
   (2) 局部供药，如局部麻醉。

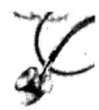

 (3) 预防接种各种疫苗、菌苗。

3. 肌内注射

 (1) 迅速达到药效,但不能或不宜口服给药时采用,尤其是注射刺激性较强或药量较大的药物。

 (2) 不宜做静脉注射,要求比皮下注射更迅速发生疗效者。

【禁忌证】

1. 对注射药物过敏者。
2. 注射部位有感染或者皮炎。

【材　料】

1. 常规消毒盘(酒精、碘酒、无菌棉签)。
2. 无菌注射盒。
3. 注射器。
4. 药液等。

【操作过程】

注射部位:

 皮内注射

(1) 皮肤试验取前臂掌侧下段,因该处皮肤较薄且色淡,易于注射和局部观察反应情况。

(2) 预防接种时多选肩部三角肌下缘注射。

 皮下注射

上臂三角肌下缘、前臂外侧、腹部、后背、大腿外侧。

肌内注射

一般选择肌肉肥厚，远离大神经、大血管的部位。臀中肌、臀小肌、股外侧肌、上臂三角肌。

1. 皮内注射
   (1) 洗手、戴口罩。
   (2) 备齐用物后进行查对，并注意过敏史，用1ml注射器吸取0.2ml皮试液后放入无菌注射盒内，用物放在治疗车上推至床旁，再次查对。
   (3) 向患者解释，询问过敏史后，选好进针点用75%酒精消毒皮肤。皮肤消毒方法是以注射点为中心，范围超过2cm，螺旋式由里向外涂擦。
   (4) 注射器排气后，左手绷紧皮肤，右手持注射器，针尖斜面与皮肤平行刺入（图1-2）至皮内约0.2mm，推入0.1ml药液，即可见圆形隆起的皮丘，拔针后切勿按揉。

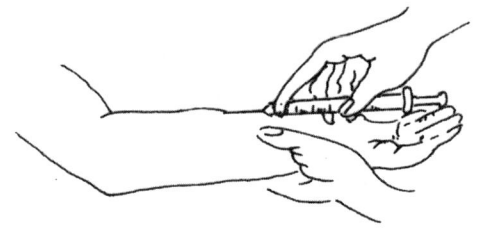

图1-2 皮内注射方法

   (5) 记录皮试时间，15~20分钟观察皮试结果,并作记录。皮试后出现红晕硬块的直径超过1cm,则为皮试阳性。
2. 皮下注射
   (1) 洗手、戴口罩。
   (2) 备齐用物,查对药物后吸取药液,置于无菌注射盒内,放于治疗车上,将车推至床旁。
   (3) 向患者解释后再次查对,并协助患者摆好卧位,选择注射部位,进行常规皮肤消毒。
   (4) 排气后,左手绷紧皮肤,右手持针,针头斜面向上与皮肤呈30°～40°角(图1-3),食指固定住针栓部进针,左手拇食指抽动活塞柄,无回血方可推注药液,推毕右手拔针,左手拿棉签或棉球压住针眼片刻。协助患者穿好衣服,再次进行查对后,整理用物,按常规浸泡注射器。

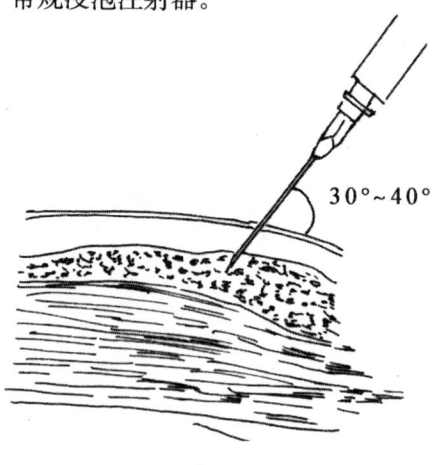

图1-3 皮下注射进针角度

3. 肌内注射
   (1) 洗手、戴口罩。
   (2) 备齐用物,查对药物后吸取药液,置于无菌注射盒内,放于治疗车上推至患者床旁,再次查对。
   (3) 向患者解释,协助患者选好适当体位。肌内注射患者取侧卧位时,上腿伸直,下腿屈曲有助于放松臀部肌肉。肌内注射取俯卧位时,足尖相对,足跟分开有助于放松臀部肌肉。肌内注射取平卧位时,自然平卧,肌肉放松有助于放松臀部肌肉。暴露注射部位,选择注射部位方法可取髂前上棘和尾骨联线的外上 1/3 处为注射部位。
   (4) 常规消毒皮肤后,左手拇指下拉注射部位皮肤,使之与皮下组织错开,食指固定上方绷紧皮肤,右手持针,食指固定针栓部小指下垂做支点,与皮肤呈 90°角垂直快速进针,左手抽动活塞,无回血推注药液,注射完毕右手拔针,左手用棉签或棉球轻压针眼处片刻(图 1-4)。协助患者穿好衣裤,再次进行查对后,整理用物。常规消毒注射器。

【并发症】

感染,出血,硬结,神经和动脉损伤,针梗折断。

(李慧平)

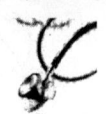

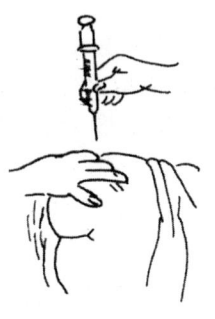
绷紧皮肤

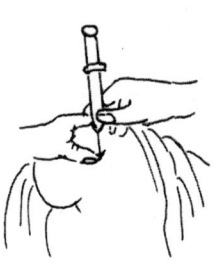
进针

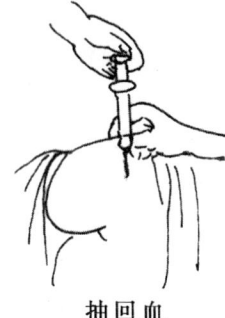
抽回血

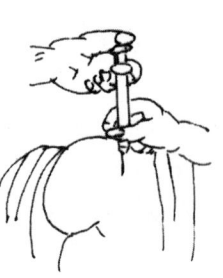
推药液

图 1-4 肌肉注射步骤

静脉注射技术

【适应证】

1. 药物不宜口服、皮下、肌内注射时,又需迅速发生药效者。

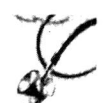

2. 作诊断性检查时，如对肾、肝、胆囊等进行 X 线拍片时，需由静脉注入药物。
3. 营养治疗。
4. 输液或输血。

【禁忌证】

1. 静脉窦、皮肤破损处。
2. 穿刺部位附近有感染者。
3. 凝血障碍。

【材 料】

1. 常规消毒盘。
2. 药液。
3. 注射器。
4. 输液器。
5. 头皮针。
6. 止血带。
7. 治疗巾。
8. 套管针穿刺需准备：无菌套管针 1 套（成人 21 号，儿童 22 号）、肝素帽。

【操作过程】

注射部位

常用的有肘窝部贵要静脉、正中静脉、头静脉，手背、足背、踝部、颈外静脉等处浅静脉（图 1-5）。

1. 静脉注射

(1) 洗手、带口罩。

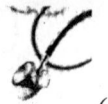

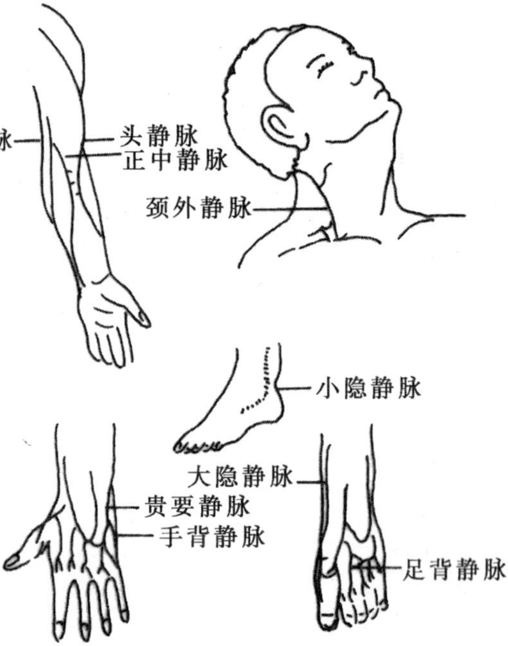

贵要静脉　头静脉　正中静脉　颈外静脉　小隐静脉　大隐静脉　贵要静脉　手背静脉　足背静脉

图 1-5　常用静脉输液部位

(2) 备齐用物，查对药物后吸取药液置治疗包或盒中，放于治疗车上，将车推至床旁。
(3) 向患者解释后再次查对，选择穿刺部位并将治疗垫垫于下部，扎上止血带于进针点上方 6 厘米左右处，止血带尾端向上，探明静脉方向及深浅。
(4) 嘱患者握拳使血管充盈，常规消毒皮肤，取出注射器排气，左手拇指固定静脉，右手持注射器，针头斜面向上与皮肤呈 20 度

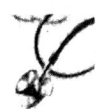

角进针，入皮后刺入血管（由静脉上方或侧方潜行刺入血管）见回血松开止血带，嘱患者松拳，右手食指固定在针头栓部，拇指中指握注射器，左手推药，必要时再抽回血以判断针头是否在血管内，注射完毕用干棉球压住穿刺处拔针。

(5) 询问患者情况，再次进行查对，整理用物。

(6) 常规消毒注射器。

2. 静脉输液

   (1) 洗手、戴口罩。

   (2) 备齐用物，查对药液后在输液瓶套上网套，启开铅盖中心部，常规消毒瓶盖，检查闭式输液器，插入排气管、输液管，挤压小壶形成负压，排气后夹紧水止，再次核对药物，将输液卡与配好的液体挂在治疗车上。

   (3) 推车携物至患者床旁，核对床号、姓名，协助患者平卧位。

   (4) 将输液瓶悬挂于输液架上。

   (5) 将治疗巾置于注射部位下，系上止血带，嘱患者握拳使血管充盈，选择血管。

   (6) 松开止血带，备好输液贴。

   (7) 系上止血带，碘伏常规消毒皮肤，安装一次性头皮针于输液器上并排气，左手绷紧皮肤，右手持针穿刺，见回血再进针少许。

   (8) 松开止血带，嘱患者松拳，打开水止。

   (9) 用输液贴固定并覆盖针眼。

(10) 根据病情遵医嘱调好滴注速度。

(11) 再次查对,向患者交代有关注意事项。

(12) 妥善安置患者,整理用物,并观察有无不良反应。

(13) 洗手,记录。

3. 套管针穿刺

(1) 同静脉输液1~5项。

(2) 松开止血带,备好透明敷料及胶布。

(3) 系上止血带,常规消毒皮肤,直径大于5cm。

(4) 连接头皮针,取套管针,将头皮针插入肝素帽少许排气,再将头皮针全部刺入肝素帽继续排气。

(5) 头皮针插入肝素帽,肝素帽连接套管针,排气。

(6) 松动外套管,左手绷紧皮肤,右手持针翼以15°~30°直刺血管,见回血后,降低角度,再进针0.2cm,确保导管进入血管。

(7) 右手固定针芯,左手送管;将针尖退入导管内,连针带管送入血管内。

(8) 食指与中指固定针翼。

(9) 松开止血带,嘱患者松拳,打开水止,观察流速。

(10) 将针芯全部拔出。

(11) 用无菌透明敷料固定针眼,胶布固定接口。

(12) 再次查对,在敷料上注明日期和时间。

(13) 妥善安置患者,整理用物。

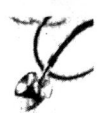

【并发症】

最常见并发症是静脉炎、局部出血、血肿,可见过敏、发热、心力衰竭和空气栓塞等并发症。

(李慧平)

结核感染有关的皮肤试验

【适应证】

1. 筛查现在或曾经是否被结核感染。
2. 筛查不同病人的免疫能力(过敏筛查)。

【禁忌证】

无绝对禁忌证。

【材 料】

1. 抗原。
2. 27号细小针头。
3. 1ml注射器。
4. 酒精棉球。

【操作过程】

1. 迟发过敏反应(Ⅳ型、结核菌素)皮试最为常用。迟发过敏反应是接触过敏原后致敏的淋巴细胞被激活所导致的,其反应多需要12~36小时的延迟时间。直接细胞毒性和淋巴因子释放共同导致炎症反应。

(1) 最常用的皮肤试验部位是前臂屈侧皮肤表面，肘窝下方10厘米。
(2) 佩戴口罩、帽子。酒精消毒皮肤，应用27号细针针尖穿刺，平面朝上，刺入皮肤上层，但不要刺入皮下（图1-6）。注入0.1ml抗原（如PPD）。如果操作正确，即在前臂形成一个直径约10mm的皮丘（称为Mantoux试验）。这个皮丘很快可以自行消失，无需局部包扎。如果没有形成皮丘，则应更换部位，重复注射。

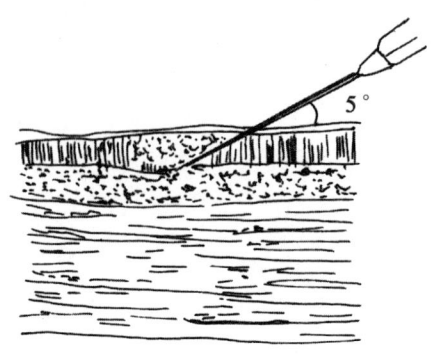

图1-6 皮内注射示意图

(3) 用记号笔标记试验部位，如果同时进行多个试验，每个试验都要区分开。同时应在病历中记录注射部位。

2. 皮肤试验应在48～72小时之间由医生检查注射部位。如果无反应，必要时可在72小时后重复

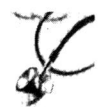

检查。测量硬结（隆起的坚硬部位）的范围，而不是红斑的范围。以大约 30°角握持圆珠笔，向隆起部位轻轻移动。笔接触到的地方就是硬结的部位，测量两个直径并取平均值。

3. 间隔一段时间检查 PPD 或其他试验十分重要。如果患者对皮肤试验出现严重反应，须局部应用氢化可的松软膏以避免皮肤剥脱。

【并发症】

绝大多数患者无并发症，往往以局部表现为主，皮肤试验局部可能出现红肿、破溃、瘙痒等。极少数患者可能出现罕见的较严重并发症，如过敏性休克，其他如发热、腹痛、头晕、荨麻疹。

【特殊的皮肤试验】

结核菌素皮试（TST）：低危险个体已经不推荐使用常规 TST。高危患者仍应定期接受 TST，高危险患者包括胸部 X 线发现可疑结核、近期密切接触确诊或疑似的结核患者（如家属及卫生保健工作者）、高危移民（来自东南亚国家、非洲、中东和拉丁美洲等地）、医疗条件差者（药物滥用、酗酒和无家可归等）、长期住院、HIV 感染者或免疫缺陷者。

Mantoux 试验是结核菌素试验的标准技术，依赖于正确的 PPD 皮内注射。PPD 试验通常选用三个结核菌素单位"强度"：1TU（"一级"）、5TU（"中间"）、250TU（"二级"）。如果病人可能过度敏感（有皮肤试验阳性史）时使用 1TU 进行检测，5TU 是标准的筛查试验，5TU 试验阴性的患者可能对 250TU 试验仍有反应。对 250TU 仍无应答则可认为对 PPD 无反应，但临床上实用性不大，故很少使用之。

（董霄松　高占成）

胰岛素注射技术

【适应证】

1. 1 型糖尿病。
2. 妊娠糖尿病。
3. 2 型糖尿病发生急性并发症或严重慢性并发症。
4. 糖尿病患者应激状态。
5. 肝肾功能不全的糖尿病患者。
6. 2 型糖尿病妊娠期和哺乳期。
7. 降糖药物失效。
8. 对初发的 2 型糖尿病血糖较高者，近年也主张进行胰岛素强化治疗。

【禁忌证】

发生严重过敏反应的患者。

【材　料】

1. 注射器具包括胰岛素注射器、胰岛素注射笔、

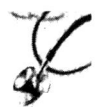

胰岛素泵,可根据患者的具体情况进行选择。
2. 胰岛素。
3. 棉签。
4. 75%酒精。

【操作步骤】

1. 洗净双手,佩戴口罩、帽子。
2. 如为预混或中效胰岛素,需要先将胰岛素瓶夹在两手掌间搓动混匀。
3. 75%酒精消毒瓶盖。
4. 认清注射器刻度,用注射器抽取与所需胰岛素剂量等同的空气,注入胰岛素瓶内。
5. 将胰岛素瓶倒立握在手中抽取胰岛素至所需量,如在抽取过程中产生气泡,可用手指轻弹针筒壁,当气泡升至针筒顶部时再继续抽取胰岛素至所需量。
6. 核对已抽取的胰岛素剂量。
7. 消毒注射部位。
8. 捏起注射部位皮肤,垂直进针进行皮下注射。
9. 放下所捏起的皮肤,一只手维持注射器平衡,另一只手缓慢推注胰岛素,注射完成后再停留数秒钟。
10. 拔出注射器,用消毒棉签按压注射区,不要用力揉搓注射部位。

【并发症】

低血糖反应、过敏反应、脂肪营养不良、轻度水肿。胰岛素抗药性一般见于动物胰岛素。

【其　他】

1. 注射部位的选择

   不同注射部位的胰岛素吸收速度不同,按吸收速度由快至慢依次为腹部、上臂外侧、大腿前外侧、臀部。由于肌肉层吸收快,容易引起低血糖,因此胰岛素应注射在皮下组织层。由于在同一部位反复注射可能会产生局部皮肤硬结,所以应有规律地轮换注射部位和区域。选择注射部位时要注意避开有皮肤异常的部位,如局部皮肤感染、破溃。

2. 胰岛素的保存

   2~8℃冷藏,不能冷冻,避免日晒。未开启的胰岛素在2~8℃条件下可保存2年半。已开启的胰岛素在室温下(25℃以下)最多可保存28天。如胰岛素内有悬浮物或变色,则不能使用。

(周翔海)

第二部分

呼吸系统操作

气管插管

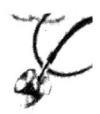

【适应证】

1. 心肺复苏过程中需要保持气道通畅。
2. 各种原因所致的严重呼吸衰竭。
3. 加压给氧。
4. 抢救气道堵塞。
5. 急性重症呼吸道感染者。
6. 具有机械通气的指征,如呼吸衰竭、昏迷、全麻等。

【禁忌证】

1. 大面积上颌骨颜面创伤(相对禁忌证)。
2. 喉破裂。
3. 怀疑颈髓损伤(相对禁忌证)。

【材 料】

1. 选择大小合适的气管内插管。
2. 喉镜(直舌喉镜或弯舌喉镜)。

3. 10ml 注射器。
4. 胶布。
5. 医用塑料牙垫。
6. 吸引器。
7. 吸痰管。
8. 导管管芯。

【操作过程】

1. 经口气管插管最常用。当颈髓损伤时应行经鼻气管插管或气管切开。
2. 低氧血症或呼吸停止的患者在气管插管前必须先给予面罩吸氧进行通气。如插管困难,则先面罩吸氧,一分钟后重新插管,一定要避免过长的无通气时间。
3. 打开喉镜,检查喉镜光源是否充足,并检查气管插管套囊是否漏气。
4. 将患者颈部前伸,头部后仰(图2-1)。如果需要,可用吸引器清理上呼吸道。

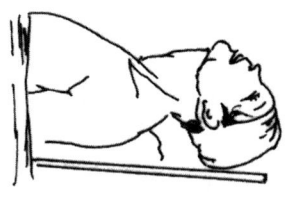

图2-1 气管插管体位

5. 术者右手拇、示、中指拨开上、下唇,提起下颌并开启口腔,左手持喉镜,沿右口角置入口腔,将舌体稍向左推开,使喉镜片移至正中位,

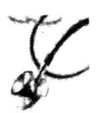

此时可见悬雍垂。

6. 如果应用直舌喉镜，喉镜经会厌下向上抬直至见到声带。如果应用弯舌喉镜，将其放在会厌上并轻轻上抬。无论使用哪种喉镜，切勿用手柄撬会厌，而应轻轻上抬以暴露声带。

7. 左手持喉镜暴露声带，右手以握笔式手势持气管导管，斜口端对准声门裂，轻柔地插过声门进入气管内。退出喉镜。如果插管困难，则应用可弯曲的导管管芯。

8. 进食不久的患者，由助手在患者环状软骨处轻轻施压阻塞食道以防在插管过程中误吸。在环状软骨处施压还有助于暴露喉位置偏前患者的声带。

9. 大儿童和成年人应用带套囊的气管插管时，用10ml注射器轻轻充气直至气量足够，通常为5ml，使导管与气管壁密闭。使用简易呼吸器通气，在观察患者胸腹起伏的同时用听诊器听诊双肺，通过呼吸音与简易呼吸器的同步情况来确认气管插管的位置是否正确。如果左肺没有通气，则气管插管可能误入右主支气管。将气管插管后退1~2cm，再次听诊呼吸音。还要在胃部听诊以确认气管插管是否误入食管。最后，用床旁胸部X线确认气管插管位置的正确位置，气管插管顶端应位于声门与隆突之间，或隆突上3~5厘米。

10. 固定气管插管，并插入医用塑料牙垫以防患者咬损气管插管。

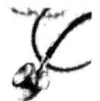

【并发症】

出血、口或咽损伤、气管插管位置异常（误入食道、右主支气管）、误吸、气管插管阻塞或扭曲。

（陈江天）

环甲膜穿刺与环甲膜切开

【适应证】

1. 需要立即行机械通气，但无法经鼻或经口进行气管插管，如严重上颌骨颜面创伤和大量口咽出血等。
2. 喉阻塞，呼吸困难较明显，病因不能很快解除时，应及时行气管切开术。
3. 下呼吸道分泌物潴留，为了保持气道通畅，可考虑气管切开。
4. 气管异物经内镜下钳取未成功，有窒息危险时。

【禁忌证】

12岁以下儿童禁忌行环甲膜切开术，应选择环甲膜穿刺。

【材　料】

吸氧管、高流量氧气、氧气枕。

环甲膜穿刺

1. 12~14号套管。
2. 5~10ml注射器。
3. 3mm儿科气管内导管适配器。

环甲膜切开 （基本用具）

1. 操作盘。
2. 气管切开包。
3. 气管套管。

【操作过程】

1. 环甲膜穿刺
   (1) 患者仰卧位，在肩后放置一个枕头使颈部过伸。
   (2) 触摸环甲膜（位于甲状软骨和环状软骨之间的凹槽内）（图2-2）。用碘伏备皮。如果患者清醒可采用局部麻醉。

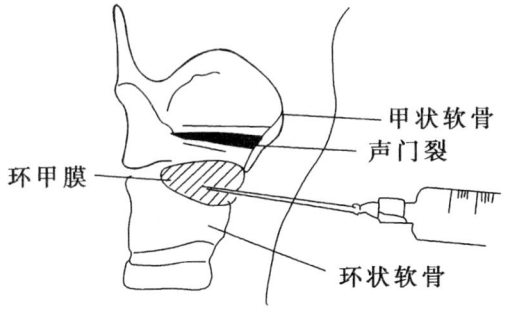

图2-2 环甲膜穿刺部位

   (3) 将注射器安装在12或14号穿刺套管上，

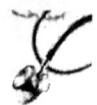

以45°穿刺环甲膜,直接刺入声门下区,注射器抽吸产生负压直至吸入空气。
(4) 推进套管,撤出穿刺针。并将套管与3mm气管内导管适配器连接,适配器与氧气管连接。氧流量为15升/分,吸氧持续1~2秒,随后用Y型连接器关闭4秒或用导管的侧孔开放和关闭氧气。
(5) 因为二氧化碳呼出不理想,所以穿刺环甲膜穿刺只能持续应用45分钟。

2. 环甲膜切开术
(1) 与环甲膜穿刺术的第1和第2步相同。
(2) 在环甲膜中线上通过颈前筋膜和带状肌做一个3~4厘米长的切口。暴露环甲膜,做一个水平切口。插入刀柄旋转90°,在环甲膜以弯血管钳扩大切口。用止血钳或气管推进器扩展该通道。
(3) 插入气管套管,并妥善固定。
(4) 连接氧气并通气。听诊胸部呼吸音是否对称。
(5) 待患者病情稳定,通常是24~36小时后用常规气管切开术替代环甲膜切开术。

【并发症】

环甲膜穿刺深度如不当,可刺入气管后壁。其他并发症为出血、皮下气肿和气胸,二氧化碳潴留(尤其是环甲膜穿刺)、食管穿孔、气管食管瘘、喉狭窄。

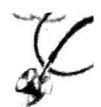

【其 他】

病情危急需要立即抢救的患者,可先行环甲膜切开手术,待呼吸困难缓解后,再作常规气管切开术。

(陈江天)

胸腔穿刺

【适应证】

1. 确定胸腔积液的病因。
2. 减少胸腔内液体压迫,减轻呼吸窘迫。
3. 少量气胸的排气治疗。
4. 注射硬化剂,闭合胸膜腔。

【禁忌证】

无绝对禁忌证,但对有凝血功能障碍或重症血小板减少者应慎用,必要时可补充一定量的凝血因子或血小板,使血液的出凝血功能得到部分纠正后,再行胸腔穿刺。

【材 料】

1. 胸穿包。
2. 细针或导管。
3. 小操作盘。
4. 5ml 及 50ml 注射器。

5. 三向阀门。

6. 标本容器。

【操作过程】

胸腔穿刺是经胸壁从胸膜腔中抽吸液体或气体的外科穿刺。胸腔积液的部位叩诊呈浊音，同时耳语音和呼吸音均减低。在胸片上，胸腔积液所致肋膈角变钝，通常提示存在约300ml胸腔积液。为了医疗安全，对少量或存在分隔的胸腔积液，临床上常予以超声定位或在超声引导下进行穿刺。

1. 向患者解释操作过程，术前患者需要签署知情同意书。取直立坐位，上身略前倾，必要时双前臂合抱或将前胸靠在床头桌上，以使肋间隙能够充分暴露。

2. 胸腔穿刺部位常常选择肩胛下角线第7～9肋间或腋后线6～8肋间，经体格检查将穿刺点定位于横膈和胸液的上界之间，必要时可通过胸片X线或超声检查来进一步确定穿刺点。因为有损伤腹腔脏器的危险，故尽量避免在肩胛下角线第9肋间和腋后线第8肋以下进行穿刺。

3. 注意无菌操作，包括洗手、佩戴口罩、帽子及无菌手套、碘伏消毒和铺无菌孔巾等过程。

4. 用5ml注射器吸取2%利多卡因，在穿刺点局部皮下注射形成一个皮丘，继之，将注射器垂直于皮肤表面沿肋骨上缘逐层浸润麻醉深层组织，直至胸膜。在此过程中，操作者应不断负压回抽，判断是否刺破血管或抽出胸腔积液。

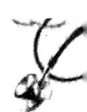

一旦回抽出胸腔积液,记录进针长度,并用止血钳作一标记,以便了解大概需要的进针深度。随后拔取注射器。

5. 使用止血钳在胸穿针上标记同上的长度后,将胸穿针沿麻醉区域所在肋间的肋骨上缘刺入,以避开上一肋骨下缘的神经血管束。待穿刺针导管内出现与局麻过程中颜色一致的液体时,标志穿刺针已进入胸腔。此时,经穿刺针导管连接 50ml 注射器抽取胸腔积液。如有条件,可接上带有三通装置的胸腔引流导管,胸腔引流导管沿穿刺针穿入,取出穿刺针,并在穿刺针的前缘置保护套。随后抽取胸腔积液。打开三通装置,使胸腔积液从引流管中流出。每次引流的液体量应小于 1000ml!如果引流量太大,会导致低血压或因受压肺泡复张引起复张性肺水肿。

6. 在拔去穿刺针时嘱患者屏气,在拔出引流管时,应让患者行 Valsalva 动作(因该动作可升高胸腔内压,降低气胸的发生率),然后包扎穿刺点。

7. 将标本分类并标记,然后送至相应的实验室进行胸水常规、生化、酶学(乳酸脱氢酶和腺苷脱氨酶等)、细菌学(普通培养、抗酸染色和真菌等)及细胞病理学检查等。如果怀疑胸腔积液继发于胰腺炎(通常为左侧胸腔积液)或食管破裂可检查淀粉酶,如果怀疑乳糜胸可行苏丹染色和化验甘油三酯。

8. 胸腔穿刺术后 1~2 小时，行胸部 X 线检查以评价胸腔积液量和排除气胸。呼气相胸片有助于显示少量气胸。

【并发症】

胸腔穿刺术可并发气胸、血胸、感染、肺破裂、低血压，以及因复张肺段灌注/通气比例失调导致的低氧血症，等等。

【其　他】

术前应嘱患者在整个操作过程中如感到任何不适，随时告知医生，如出现心悸、出汗、头晕、憋气或呼吸困难加重等症状，随即中止穿刺，给予进一步相应的观察处理。

（董霄松　高占成）

胸腔闭式引流术

【适应证】

1. 气胸（张力性气胸、大量交通性或闭合性气胸）或慢性复发性气胸。
2. 血胸。
3. 乳糜胸或脓胸的引流。
4. 中、大量胸腔积液、标准治疗难以控制的胸腔积液（如恶性胸腔积液）。

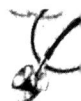

【禁忌证】

结核性脓胸

相对禁忌证为:

1. 出血性疾病或正在接受抗凝治疗的患者。
2. 引流部位局部皮肤感染的患者。
3. 不能配合操作的患者。

【材 料】

1. 胸腔闭式引流管。
2. 可与墙壁吸引器相连的水封瓶引流系统或一次性胸腔闭式引流瓶。
3. 操作盘。
4. 丝线或尼龙缝线。
5. 敷料和胶布。
6. 局麻药物（2%利多卡因或1%普鲁卡因）。

【操作过程】

在放置胸腔引流管前，如果发现患者有张力性气胸的典型征象（突发气短、低血压、颈静脉怒张、心动过速、气管偏移），则需要紧急治疗。将14号针头插入锁骨中线第二肋间快速降低胸腔内压力，并留置胸腔引流管。

1. 在放置胸腔闭式引流管之前需要复习X线胸片，除非急诊手术时间不允许。气胸患者，选择前胸较高部位，如第二肋间、第三肋间锁骨中线或腋下。低位胸腔引流管放置在第五肋间或第六肋间腋前线。由于创伤性气胸通常伴有出血，所以创伤性气胸多用低位胸腔引流管。很罕见的情况是，局限性肺尖气胸或胸腔积液可能需要在第二肋间锁骨中线放置前引流管。为引流胸腔积液时，胸腔闭式引流管多放置在胸腔较低的位置，为腋后线第7~9肋间或腋中线第6~7肋间。

2. 选择合适的胸腔引流管。气胸通常用24~28F引流管，胸腔积液用36F引流管。一根胸腔引流管有多个侧孔，可避免引流管阻塞，有利于胸腔内气体和/或液体的排出。

3. 洗手、佩戴口罩、帽子及无菌手套。以切口为中心消毒局部皮肤，半径为20厘米，铺孔巾。在切口处用2%利多卡因局部浸润麻醉皮肤、肋间肌和肋骨骨膜；小心沿肋骨上缘穿刺，以避免损伤肋骨下缘的神经血管束。穿刺针穿过胸膜后，负压抽吸空气或胸腔积液以确认胸腔引流管要放置的正确位置。

4. 用手术刀在肋间切一个与肋间平行的的切口2~3cm。用止血钳钝性分离肋间肌直至胸膜。

5. 用止血钳刺破壁层胸膜，用戴无菌手套的手指插入胸膜腔中小心清除血块或粘连，并确认操作未伤及肺组织。注意止血钳尖端勿伤及肺组织。

6. 用止血钳或手指引导，插入引流管，并确保引流管的所有侧孔均在胸膜腔中，将引流管末端与水封瓶或吸引器系统相连。

7. 固定引流管。用粗丝线固定引流管，并确保所有侧孔均在胸膜腔中。
8. 用纱布覆盖引流管插入部位。并尽可能用胶布密封，确保管中所有连接部位不出现泄漏。有些医生仍用油纱条包裹穿刺部位，但是这些材料并不十分安全，因其抑制伤口愈合。
9. 开始负压吸引（通常成人－20 厘米水柱，儿童－16 厘米水柱），并立即行胸部 X 线检查确认引流管的位置，并评价气胸残余气体或积液量。
10. 确认胸腔积气或积液已经排出后，拔除引流管。嘱患者咳嗽检查是否漏气；如有漏气，观察水封瓶检查气泡是来自管道系统漏气还是胸膜腔逸出的气体。
11. 拔除引流管时，先剪断缝合丝线。当用油纱条或有足够抗生素药膏的纱布施压时嘱患者深吸气，做 Valsalva 动作。当患者完成 Valsalva 动作时快速拔除引流管，用胶布密封伤口。气胸患者拔管后常规检查立位呼气相胸片。

【并发症】

胸痛、胸膜腔感染、出血、复张性肺水肿、皮下气肿、持续性气胸/血胸、引流管阻塞，心律失常。

（陈江天）

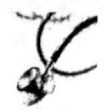

氧疗法

【适应证】

1. 呼吸系统疾患者,如哮喘、支气管肺炎或气胸等。
2. 心脏功能不全所致呼吸困难者,如心力衰竭等。
3. 各种中毒引起的呼吸困难,使氧不能由毛细血管渗入组织而产生缺氧,如巴比妥类中毒、一氧化碳中毒等。
4. 昏迷患者,如脑血管意外或颅脑损伤者。
5. 其他:某些外科手术前后、大出血休克、分娩时产程过长或胎心不良的患者等。

【禁忌证】

无绝对禁忌证。

【材 料】

1. 氧气装置一套(或壁式的氧气装置)。
2. 治疗盘内装有:小药杯(内盛冷开水)、鼻导管、胶布、棉签、玻璃接管、用氧记录单、扳手,并根据不同用氧方法分别增加鼻塞、漏斗、面罩、氧气枕及氧气帐等。

【操作过程】

1. 洗手、戴口罩、帽子。
2. 向患者解释,取得配合。

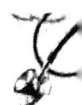

3. 备齐用物,装好湿化瓶(根据患者病情装好湿化瓶内溶液,普通患者用1/2~2/3蒸馏水,肺水肿患者用30%~50%酒精),打开总开关。
4. 单侧鼻导管给氧法
   (1) 连接鼻导管,调节氧流量,轻度缺氧者一般1~2升/分,中度缺氧者2~4升/分,严重缺氧者4~6升/分,小儿1~2升/分。
   (2) 将鼻导管插入治疗碗水中,检查氧气管是否通畅,并用水润滑导管。
   (3) 用湿棉签清洁鼻腔,将导管自鼻孔轻轻插至鼻咽部(自鼻尖至耳垂的2/3长度),如无呛咳现象,随即用胶布将鼻导管固定于鼻翼两侧及面颊部,记录用氧时间。
   (4) 停用氧气:取下鼻导管,先关闭流量表,再关闭总开关,重开流量表,放出余气后关好,清洁患者面部,记录停氧时间,整理用物,将鼻导管及湿化瓶清洁消毒。
5. 双侧鼻导管法
   擦净患者鼻腔,将双侧鼻导管式吸氧管连接氧气,两鼻管分别插入两个鼻孔,深入约1cm,用带子缠绕至枕后固定,调节氧流量与上法同。此法患者无不适,可长期使用。
6. 鼻塞法
   将有管腔的有机玻璃/塑料制成的鼻塞塞入鼻孔,代替鼻导管给氧。将鼻塞式吸氧管接上氧气,擦净鼻腔,调节好流量,将鼻塞塞入鼻孔内。鼻塞大小以恰好能塞住鼻孔为宜,但勿深塞。此法患者无不适,可长期使用。

7. 漏斗法

   以漏斗代替导管,连接吸氧管,调节氧流量,将漏斗置于患者口鼻处,距离约 1~3cm,固定防止移动,多用于婴幼儿或气管切开的患者。

8. 面罩法

   选择合适的面罩,连接吸氧管,调节氧流量,放上面罩,将患者口鼻均罩住,用松紧带固定在头上。吸入氧浓度较鼻导管法高,一般氧流量为 6~8 升/分。适用于重度缺氧,躁动不安的患者或婴幼儿。此法患者常有不适感,只适于短时间使用(图 2-3)。

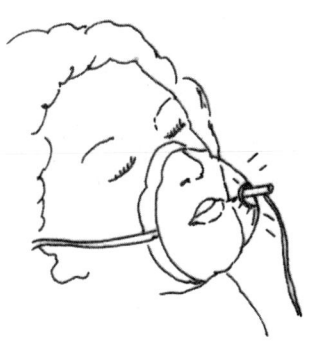

图 2-3 面罩法吸氧

9. 氧气枕法

   以氧气枕代替氧气装置,先将枕内充满氧气,枕角的橡胶管连接吸氧管。适用于抢救危重、转送或家庭病床患者。

10. 氧气帐法

用塑料薄膜制成帐篷,患者头部及胸部密闭在帐幕内,氧气经过湿化瓶,由橡胶管通入帐内。氧流量需 10~12 升/分。此法效果佳,但耗氧量大,打开帐幕后,需加大流量至 12~14 升/分,持续 3 分钟,才能保证所需给氧浓度。使用时要严禁烟火,禁止在帐内使用电器设备以免引起火灾。

【并发症】

吸入高浓度氧时,临床上可出现如下并发症:
1. 抑制呼吸,加重二氧化碳潴留。
2. 氧中毒。
3. 眼的损害:晶体后纤维组织形成,视网膜局部缺血和失明。
4. 肺不张。

(苑翠珍　周翔海)

吸痰法

【适应证】

1. 危重症患者:防止危重患者将分泌物或呕吐物吸入呼吸道造成窒息,影响肺通气功能或继发吸入性肺炎、肺不张等。
2. 年老、体弱、咳嗽无力、会厌功能不全或不能自行咳痰的患者。

3. 大手术后,全身麻醉未清醒、胸部创伤及各种原因所致的不能有效咳痰者。

【禁忌证】

无绝对禁忌证。

【材 料】

1. 吸痰器(吸引器)。
2. 治疗盘内铺无菌巾、盘内放无菌治疗碗 2 只(一只盛无菌生理盐水、另一只盛无菌 12～14 号吸痰管数根、气管插管患者用 6 号吸痰管)、弯盘、无菌持物钳、纱布,必要时备压舌板、开口器、舌钳。
3. 消毒液瓶(内盛 1∶5000 呋喃西林溶液)。

【操作过程】

1. 吸引器瓶内装消毒溶液 100～200 毫升,拧紧瓶盖,检查瓶塞及接口处是否漏气,导管是否通畅。
2. 洗手、带口罩、帽子。
3. 备齐用物,携用物至床旁,向患者及家属解释并取得配合。
4. 吸痰前应充分给氧。
5. 打开吸痰盘,暴露吸痰盘内物品,将吸痰管接头与吸引器接头衔接。
6. 打开吸引器开关,以持物钳夹取吸痰管吸取少量生理盐水湿润吸痰管前端,并查看抽吸压力。

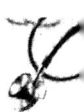

吸引时负压不可过大，一般成人为 40～50kPa（300～380mmHg）。

7. 将患者头转向一侧，操作者右手用持物钳夹住导管前端，在无吸力状态下，患者深吸气时，将吸痰管从鼻腔插入气管内约 25cm（自口腔插入约 15cm）。

8. 左手关闭吸痰管侧孔管塞或用拇指盖住侧孔，右手用持物钳将吸痰管慢慢旋转上提退出，每次吸引 5～10 秒钟，不超过 10～15 秒。如果未吸尽痰液，可隔 2～3 分钟后再吸引。不能只在一个方向吸引，以免损伤咽、喉及气管内膜。

9. 吸痰后，将导管前端插入消毒液中吸水冲洗，保持导管通畅。

10. 吸引时如痰液粘稠，堵塞导管不易吸出，可叩拍胸背，通过振动促进痰液吸出，或用雾化吸入使痰液稀化后吸出（气管切开者可滴抗生素或糜蛋白酶溶液数滴）。

11. 小儿吸痰时吸痰管宜细，吸力要小。

12. 吸痰过程中随时用纱布擦净面部的分泌物，必要时观察口腔粘膜有无损伤。

13. 停止吸痰时，关闭吸引器，吸引器头放置于呋喃西林溶液瓶内保留。

14. 12～24 小时更换治疗盘内用物。

15. 协助患者卧于舒适体位，整理床单位。

16. 整理用物。

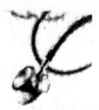

【并发症】

1. 鼻粘膜或气管粘膜的损伤、出血。
2. 低氧血症。

(苑翠珍　周翔海)

第三部分

循环系统操作

心包穿刺术

【适应证】

1. 心包炎伴心包积液需确定病因者。
2. 大量心包积液有急性心包填塞症状者需穿刺抽液以减轻症状。
3. 化脓性心包炎时穿刺排脓、注药。

【禁忌证】

1. 以心脏扩大为主而积液量少者（<200ml）不宜进行。
2. 冠状动脉搭桥术后有损伤到冠脉桥的风险时不宜进行。
3. 凝血系统异常者。

【材 料】

1. 无菌心包穿刺包（5ml 注射器 1 具、50ml 注射器一具、16 号针头 1 个、16～18 号 10cm 长的心包穿刺针 1 个、血管钳 1 把、粗橡皮管 1 条、纱布数块、治疗巾和孔巾各1块)。
2. 碘酒、酒精。
3. 棉签、胶布。
4. 砂轮、试管、酒精灯、火柴、培养管。
5. 消毒手套。
6. 量筒、容器。
7. 局麻药物及需用的急救药物等。

【操作过程】

1. 术前询问患者病史,进行体格检查、心电图、X线及超声波检查,确认心包积液,用超声波确定穿刺部位。
2. 洗手、戴口罩、帽子。患者取坐位或半卧位,以手术巾盖住患者面部,仔细叩出心浊音界,选好穿刺部位。
3. 穿刺部位:有两种进针部位,通常使用心尖部穿刺点。
   (1) 剑突下穿刺:取胸骨剑突与左肋弓交点处为穿刺点,穿刺方向与腹前壁成30°~40°角,穿刺针刺向上、后、中,缓慢推进,边进针边抽吸,至吸出液体时即停止前进,以免触及心肌或损伤冠状动脉。
   (2) 心尖部穿刺:于左侧心前区第Ⅴ或第Ⅵ肋间隙,心浊音界内侧2.0cm左右,穿刺针自下向上、后方刺入心包腔。
4. 常规消毒局部皮肤,术者及助手均佩戴无菌手套、铺洞巾,检查器械是否正常完好,针头、

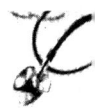

空针及乳胶管是否通畅，自皮肤至心包壁层以2%利多卡因作局部麻醉。
5. 术者持针穿刺，将针以一短口夹与心电图机的V5导联相连，穿刺过程中监测心电图肢体导联的变化。助手以血管钳夹持与穿刺针连接的导液橡皮管。在心尖部进针时，应使穿刺针自下而上，向脊柱方向缓慢刺入；剑突下进针时，应使穿刺针体与腹壁成30°～40°角，向上、向后并稍向左刺入心包腔后下部。待针尖抵抗感突然消失时，提示穿刺针已穿过心包壁层，同时感到心脏搏动，此时应稍退针，以免划伤心脏。助手立即用血管钳夹住针体固定深度，术者将注射器接于橡皮管上，而后放松橡皮管上的止血钳，缓慢抽吸，记录液量，根据需要将抽出的心包积液作细胞学、细菌学及生化学检查。
6. 术毕拔出穿刺针后，盖消毒纱布，压迫数分钟，用胶布固定。

【并发症】

1. 损伤血管，导致休克。
2. 疼痛，导致神经源性休克。
3. 误伤心肌，导致心肌出血、穿孔、心律紊乱，心跳骤停。
4. 血、气胸。
5. 急性肺水肿。
6. 急性心包填塞。
7. 感染。

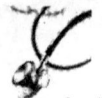

8. 穿刺失败。

【其 他】

1. 严格掌握适应证。由于心包穿刺术有一定危险性,应由有经验的医师操作或指导,并在心电图或心脏超声监护下进行穿刺,较为安全。
2. 术前须进行心脏超声检查,确定心包积液的液平与穿刺部位,选取液平最大、距体表最近点做穿刺部位,或在心脏超声引导下进行穿刺抽液更为准确、安全。
3. 术前应向患者解释操作意义和过程,消除顾虑,并嘱其在穿刺过程中切勿咳嗽或深呼吸。术前半小时可服安定 10mg 与可待因 0.03g。
4. 麻醉要充分,以免引起因疼痛所致的神经源性休克。
5. 抽液量第一次不宜超过 100~200ml,以后再次抽液渐增到 300~500ml。抽液速度宜慢,抽液过快或过多可导致心脏急性扩张或因回心血量过多而引起肺水肿。
6. 如抽出鲜血,应立即停止抽吸,并严密观察有无心包填塞。如果是心包积液的血性积液,则血液不凝;如果损伤了静脉,血液会凝固。
7. 取下空针前需夹闭橡皮管,以防空气进入。
8. 术中、术后均需密切观察呼吸、血压、脉搏等生命体征变化。术后静卧,每半小时测量脉搏和血压,共 4 次,以后每 1 小时一次,需观察 24 小时。

(郭丹杰 马建新)

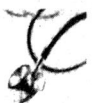

心电图操作常规

【适应证】

临床需要进行心电图检查者。

【禁忌证】

1. 胸部由于外伤或手术必须被包扎,无法进行胸部导联探查者。
2. 胸部探查部位皮肤破溃。

【材 料】

1. 室内温度不应低于18℃,以免因寒冷引起患者产生肌电干扰。
2. 诊察床的宽度应大于80cm,避免肌体不能放松引起肌电干扰。
3. 电源及地线。
4. 心电图机、外接电缆、导联电缆、探查电极(四肢及胸部)。
5. 心电图记录纸。
6. 导电膏或导电糊。

【操作过程】

1. 使用交流电的心电图机必须连接可靠地线。
2. 接好电源,打开心电图机开关。
3. 检查记录纸是否充足。

4. 无自动记录 1mV 定标方波的热笔式心电图机,必须首先描记标定电压 1mV＝10mm 的方波,同时检查各导联记录的同步性、灵敏性、阻尼及热笔温度。
5. 了解患者病情、检查目的及要求。
6. 让患者取平卧位,作好解释工作,消除紧张心理。放松肢体,解开上衣,露出胸前皮肤及两上肢腕关节和两下肢踝关节的皮肤,保持平稳呼吸。
7. 皮肤应用导电糊(或导电膏)涂于放置电极处的皮肤上,以减少皮肤阻抗。应尽量避免使用生理盐水或自来水处理皮肤。肢体导联电极应选择两上肢内侧腕关节和两下肢内踝关节上方 5～6cm 处,因为内侧皮肤较外侧皮肤细腻阻抗小。
8. 严格按照国际统一标准,准确安放常规十二导联心电图探查电极(图 3－1)。即:

   肢体导联:
   RA—右上肢
   LA—左上肢
   RL—右下肢
   LL—左下肢

   胸前导联:C 代表胸前导联。
   C1(V1)—胸骨右缘第 4 肋间
   C2(V2)—胸骨左缘第 4 肋间
   C3(V3)—V2 与 V4 连线中点
   C4(V4)—左锁骨中线第 5 肋间

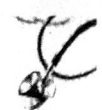

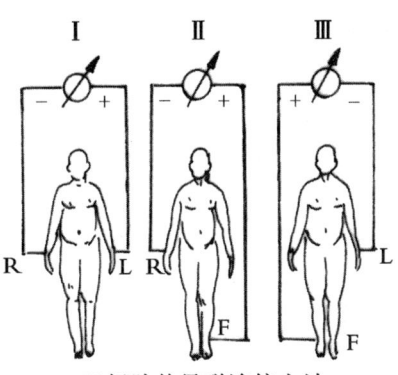

双极肢体导联连接方法

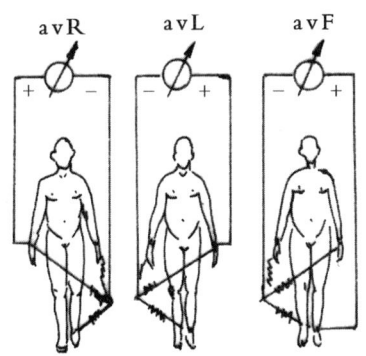

单极肢体导联连接方法

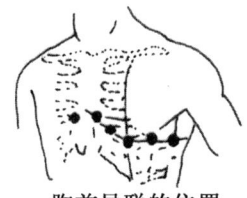

胸前导联的位置

图 3-1 常规十二导联心电图探查电极安放位置

C5（V5）—左腋前线与 V4 同一水平处

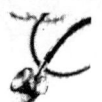

C6（V6）—左腋中线与 V4 同一水平处

若病情需要记录 18 导联心电图，需加做如下导联。

C7（V7）—左腋后线与 V4 同一水平处

C8（V8）—左肩胛线与 V4 同一水平处

V9（V9）—左脊柱旁线与 V4 同一水平处

V3R—右胸与 V3 相对应处

V4R—右胸与 V4 相对应处

V5R—右胸与 V5 相对应处

9. 描记心电图

（1）纸速放置在 25mm/s。

（2）手动方式记录必须在每个导联转换时记录定标方波。每个导联记录长度不少于 3~4 个完整的心动周期。

（3）疑有或已有急性心肌梗死患者首次心电图检查必须加作 V7、V8、V9、V3R、V4R、V5R。并将胸前各导联放置部位用彩色笔作标记，以便此后进行动态比较。

（4）记录的心电图必须标明患者姓名、性别、年龄、检查日期、时间。手动记录要标明导联。不能平卧位的患者应注明体位。

10. 工作结束后，清洁电极，关闭开关、拔掉电源。避免日晒、高温及防尘。交直流电两用的心电图机，应定期充电，以延长电池使用寿命。

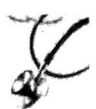

【并发症】

1. 胸部探察电极吸附时间过长,可导致局部皮肤出现小水泡。
2. 皮肤高度过敏者,可能发生对导电膏过敏。

【其 他】

1. 导联线切不可以按颜色分辨上肢、下肢或左、右,必须按照标记符号辨识。
2. 不可以将两下肢的电极放在同一侧下肢。
3. 遇有心律失常时应做长程记录,有条件应做多导同步记录。
4. 描记 V7、V8、V9 导联时患者必须采取平卧位,可选扁平电极或吸杯电极,不应取侧位进行描记。

(李大公 郭丹杰)

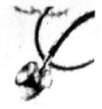

第四部分

消化系统操作

胃管插入术

【适应证】

1. 胃肠减压:用于肠梗阻、急性胰腺炎、手术后患者(防止误吸)。
2. 口服药物中毒或是上消化道出血需要洗胃者。
3. 神志不清、反应迟钝患者防止误吸。
4. 不能进食患者的鼻饲治疗。

【禁忌证】

1. 鼻部疾患:如鼻前庭炎、鼻中隔偏曲、鼻甲肥大、鼻息肉等应选健侧鼻孔插管。
2. 有食道憩室,食道癌,昏迷病人应慎用。
3. 有食道梗阻、食道及胃底静脉曲张的病人禁忌插胃管。

【材 料】

1. 胃管。
2. 润滑油。

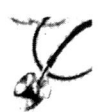

3. 和胃管口径匹配的注射器。
4. 一杯水,吸管以及听诊器。
5. 胃肠减压时要准备负压吸引器。
6. 昏迷患者有时需要应用气导(也叫口咽通气道)和导丝。

【操作步骤】

1. 佩戴口罩、帽子及手套。
2. 除昏迷患者外应告知患者放置鼻饲管的具体步骤和可能出现的反应,并鼓励患者配合操作。
3. 可用水溶性的润滑剂(石蜡油或是利多卡因凝胶)充分润滑胃管至所需插入全长,以减少插入过程中的摩擦阻力。然后沿着鼻腔下壁插入管子,维持一种轻柔的压力使导管能顺利到达鼻咽部。
4. 当患者感到导管已进入到喉部时,让患者通过吸管吞咽少量水(或做吞咽动作),同时将导管插入5~6cm以通过咽喉。昏迷或不能吞咽的患者,插至咽喉部时,用左手轻轻托起患者后枕部,使下颌靠近胸部,快速将胃管插入至相应深度,检查胃管是否在胃内。如果此方法失败,可将气导放置在患者咽部防止胃管误入气道。
5. 胃管送入50~60cm时,则胃管已达胃内。可通过吸取胃内容物来证实胃管已置入胃内,或向胃内注入气体,并用听诊器在胃部听诊,听到气过水声则证明胃管已经进入胃部。
6. 需要胃肠减压者此时可以接负压吸引器。

7. 将胃管一端固定但不要压迫鼻翼以防止组织坏死。

【并发症】

1. 插入胃管时误入气管从而导致剧烈咳嗽或是恶心。
2. 误吸。
3. 患者不能合作时胃管可能会在喉部盘曲。
4. 胃管的刺激性可导致鼻腔、喉部、胃粘膜少量出血。
5. 颅骨骨折患者可出现导管误入颅内的可能。
6. 食管穿孔。
7. 因为胃管插入可导致食管下端括约肌失去作用,故可能引起食管反流。
8. 由于插管导致鼻腔粘膜水肿从而导致鼻窦开口引流不畅,引起鼻窦炎。

(彭 涛 张国艳)

三腔管操作

【适应证】

食管胃底静脉曲张破裂出血。

【禁忌证】

实施内镜下静脉曲张硬化疗法并发出血的患者,由于应用气囊压迫可使穿孔的危险性增大,所以这类患者应尽量减少使用三腔管操作。

【材 料】

1. 器具准备：三腔管、50ml 注射器、血管钳（两把）、治疗盘、血压计、石蜡油 50ml、0.5kg 重物（如沙袋或 500ml 生理盐水）、大胶布。
2. 检查三腔管各管腔是否通畅，测气囊充气量和压力，胃囊充气 150~200ml，用血压计测压力维持在 60~80mmHg，食道囊充气 100~150ml，压力维持在 20~40mmHg。检查充气后气囊的形状，膨胀是否均匀，置水中检查是否漏气。
3. 对患者及家属做好解释工作，以取得患者的合作。

【操作方法】

1. 操作者佩戴口罩、帽子及手套。
2. 插入三腔管：将三腔管之胃囊、食道囊、胃管及患者鼻腔处涂以石蜡油，并抽尽囊内气体。
3. 选择宽敞一侧的鼻腔，将三腔管远段胃管部从患者鼻腔插入，达咽部时令患者做吞咽动作，顺利送三腔管达 65cm 标记处止，如从胃管内抽出胃内容物，提示管端及胃囊已进入胃腔。
4. 用注射器向胃囊内注气 150~200ml，血压计测压达到要求后，用止血钳夹闭胃囊管，以免漏气。
5. 将三腔管向外牵拉，至感觉有弹性阻力时，表示胃气囊已压于胃底贲门部，再以 0.5kg 重物持续牵引或以宽胶带固定于患者面部。于患者鼻腔与胃管接触部位垫以棉垫防止长期压迫以致粘膜坏死。

6. 食道囊充气：多数学者主张只需胃囊充气，食道囊不充气即可达到满意效果。但也有人认为胃气囊压迫后如仍有继续出血可向食道囊注气（图4-1）。

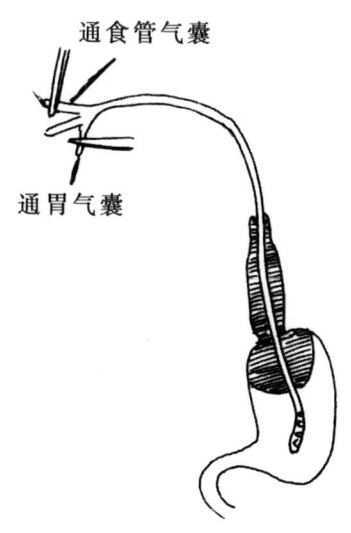

图4-1 食道囊与胃气囊充气

7. 三腔管中心胃管接胃肠减压器。
8. 气囊压迫期间，每4～6小时检查气囊压力一次，单纯胃囊压迫时，至少持续压迫24小时，中途无需间歇放气，若加食道囊压迫，则需每12小时放气一次，20～30分钟后再充气。

放气步骤如下：嘱患者吞服石蜡油20～30ml，

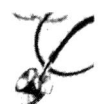

解除牵引或去除固定胶布，食道囊放气抽净气体。将胃囊向胃腔内送入 3~5cm，放气并抽净气体。固定三腔管，防止放气期间三腔管滑出体外。

9. 气囊压迫一般以 3~5 天为限，如继续出血可适当延长，出血停止后，放气观察 24 小时，如仍无出血可拔管，拔管时要嘱患者口服石蜡油 20~30ml，抽空囊内气体，先将胃管向胃腔内送 3~5cm 再缓慢拔出。

【并发症】

1. 提拉过紧，胃囊逸入食道下段或食道囊充气后造成心律失常、胸部疼痛、憋气、烦躁。
2. 流涎。
3. 压迫局部粘膜发生溃疡。
4. 再出血。
5. 吸入性肺炎。
6. 窒息。

【其 他】

1. 注意充气放气顺序，充气时先注胃囊再注食道囊。放气时先放食道囊气体再放胃囊气体。
2. 胃囊充气要足，提拉要紧，否则会压迫失败。
3. 再充气时，应将胃囊向胃内送入少许确保胃囊完全置于胃腔内再充气。否则三腔管气囊开放时，大多数胃囊上提至贲门部或食管下部，在此位置充气，胃囊不可能充分膨胀，更不能压迫胃底。
4. 压迫期间应加强护理,严密观察病情变化,注意并发症发生。

(张黎明　张国艳)

腹腔穿刺

【适应证】

1. 诊断性腹腔穿刺确定腹水原因。
2. 协助诊断腹腔内出血或内脏破裂(诊断性腹腔灌洗更加准确)。
3. 当腹水引起腹胀或呼吸窘迫时,治疗性抽取腹腔积液(限急性治疗)。

【禁忌证】

1. 存在异常的凝血因素。
2. 肠梗阻、妊娠。
3. 腹水与腹腔囊性结构鉴别不清时(超声经常可以区分)。

【材　料】

1. 2%利多卡因 5ml。
2. 腹腔穿刺包 1 个。
3. 一次性手套 2 副。
4. 一次性 5ml、60ml 注射器各一支。

5. 3M 贴膜 1 贴。
6. 4×4 的消毒方纱布。
7. 无菌标本容器。

【操作过程】

1. 向患者解释操作过程，并让患者签署腹腔穿刺知情同意书。嘱患者排尿，当患者无法排尿或有明显精神状态改变时应留置尿管。腹腔穿刺前常规测血压。
2. 佩戴口罩、帽子及无菌手套。
3. 穿刺进针部位通常在脐下 3~4cm 腹中线上，应避开陈旧性手术瘢痕，因为肠管可能粘连在腹壁上，也可选择脐与左或右侧髂前上嵴连线的中下 1/4，或选择患者的侧腹部（图4-2）。具体穿刺部位应取决于超声定位或腹水叩诊浊音的部位。

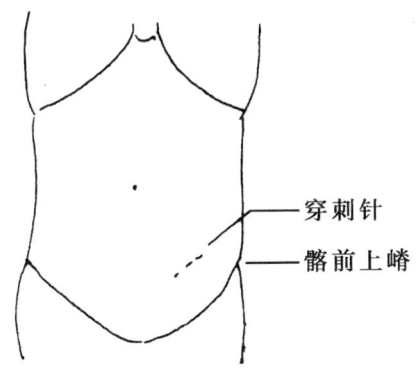

图 4-2 部分腹腔穿刺点

4. 消毒、铺单，于拟穿刺部位用利多卡因局部浸润麻醉。

5. 使用带有导管的腹腔穿刺针小心地与皮面成直角进针,穿过已麻醉区域,并轻轻回抽,当穿过腹膜时遇到阻力。当有落空感并有液体回流时,留置导管,抽出针芯,开始抽取。有时会因为邻接肠管而需要适当调整导管的位置。
6. 抽取化验用液体(根据化验项目决定留腹水量),如果是治疗性放水,可安全地抽出 3~4 升。在抽取大量腹水时需要相对放慢抽液速度。
7. 迅速拔出导管,用 4×4 的消毒方纱布按压穿刺点。
8. 根据患者临床需要送化验,如:总蛋白、比重、乳酸脱氢酶、淀粉酶、细胞学检查、培养、染色等。
9. 腹腔穿刺结束后测血压。

注意:肝硬化患者大量放腹水后应使用腹带。

【并发症】

腹膜炎、内脏穿孔、出血、少尿、低血压、腹水外溢,若患者有严重肝脏疾病则可能出现急性肝性脑病。

(陈国栋　张国艳)

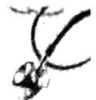

第五部分

神经系统操作

腰椎穿刺术

【适应证】

1. 怀疑脑膜炎、脑炎、格林-巴利综合征、淋巴瘤等疾病时,获取脑脊液,协助诊断。
2. 脑脊液压力及脑脊液动力学检查。
3. 注射造影剂及药物:脊髓造影时注射造影剂;注射抗肿瘤药、镇痛药及抗生素。

【禁忌证】

1. 颅内压增高。
2. 穿刺点附近感染。
3. 准备进行脊髓造影或气脑造影。
4. 凝血障碍的患者。

【材 料】

1. 消毒腰穿包。
2. 无菌手套。
3. 操作盘。

4. 5ml，50ml 注射器。

5. 标本容器。

6. 2%利多卡因。

7. 碘伏、纱布、胶布。

【操作方法】

相关解剖学

腰穿的目的是从蛛网膜下腔获取脑脊液，即从腰池获取液体。腰池指从脊髓圆锥至硬脊膜下端的脑脊液。腰池被蛛网膜及其外的硬脊膜包绕。腰池内有终丝及马尾神经根。成人脊髓多终止于 $L_{1\sim2}$ 椎间隙水平，儿童脊髓多终止于 $L_{2\sim3}$ 椎间隙。腰穿最安全的穿刺点是 $L_{4\sim5}$ 椎间隙。双侧髂嵴上缘连线与脊柱中线相交处为 L_4 脊突或 L_{4-5} 椎间隙。自 $L_{4\sim5}$ 椎间隙进针，腰穿针依次穿过下列结构：皮肤、脊上韧带、脊间韧带、黄韧带、硬膜外腔、硬脊膜、硬膜下间隙、蛛网膜、蛛网膜下腔。

穿刺方法

1. 检查患者眼底，判断是否存在眼底水肿，复习患者头颅 CT 及 MRI 影像。向患者解释腰穿的安全性，一般不会引起不适，消除患者的疑虑。

2. 患者侧卧，靠近床沿，头向前胸部屈曲，双手抱膝，使其紧贴腹部，这种体位使脊柱尽量后突以增宽脊椎间隙。肥胖、关节炎或脊柱侧弯的患者也可取坐位。

3. 确定穿刺点：一般以双侧髂后上嵴连线与后正

中线交汇处为穿刺点（相当于 $L_{4\sim5}$ 椎间隙）。如果 $L_{4\sim5}$ 椎间隙穿刺失败，可改在 $L_{3\sim4}$ 或 $L_5\sim S_1$ 椎间隙穿刺。

4. 洗手，戴口罩、帽子。打开腰穿包，戴上无菌手套，用碘伏消毒穿刺区，覆盖数个椎间隙，盖洞巾。
5. 于 $L_{4\sim5}$ 椎间隙皮下注射利多卡因，产生皮丘，然后麻醉深部结构。
6. 检查腰穿针有无缺陷。用左手固定穿刺点皮肤，右手持腰穿针刺入皮丘，缓慢推进，腰穿针尾端向患者足端偏斜 30°～45°。
7. 缓慢进针至蛛网膜下腔。当针头穿过韧带与硬脊膜时，可感到阻力突然消失。没有经验的术者可反复拔出针芯看是否有脑脊液流出。切记每次推进时先将针芯插入，拔针时可以不必插入针芯。穿刺时腰穿针的针头斜面应平行于患者长轴，以避免损伤硬脊膜纤维，同时可减少腰穿后头痛。
8. 如果没有脑脊液流出，可轻轻旋转腰穿针。如仍无脑脊液流出，可注射 1ml 空气，但不要注射盐水或蒸馏水。
9. 脑脊液流出后，接上测压管检测压力。正常初压为 70～180mmH$_2$O（侧卧位），压力增高见于患者紧张、蛛网膜下腔出血、感染、占位性病变。压力减低见于脑脊液循环受阻或腰穿针针头仅部分在蛛网膜下腔。
10. 取脑脊液 0.5～2ml 送化验，顺序如下：
    第一管进行细菌学检验：革兰染色，霉菌染色及霉菌培养；

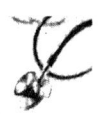

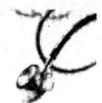

第二管化验糖及蛋白，如怀疑多发性硬化，可化验寡克隆区带及髓鞘碱性蛋白；

第三管进行细胞计数，全血细胞计数及分类；

第四管根据患者情况进行特异性化验：如怀疑神经梅毒应检测 VDRL；如怀疑结核性脑膜炎或单纯疱疹脑炎应进行 PCR 检测；如怀疑隐球菌感染，应进行墨汁染色。

11. 拔出腰穿针，干纱布覆盖穿刺点。
12. 嘱患者去枕平卧 6～12 小时、多饮水预防腰穿后头痛。
13. 分析脑脊液化验结果。

【并发症】

1. 腰穿后头痛：是最常见的腰穿并发症，见于腰穿后 24 小时。患者卧位时头痛消失，坐位时头痛加剧。多为枕部跳痛，可持续一周。病因可能是穿刺点渗出或脑组织牵拉、移位。腰穿后嘱患者平卧 6 小时、多饮水、尽量用细的腰穿针、穿刺针斜面与患者长轴平行有助于预防腰穿后头痛。
2. 马尾及脊髓圆锥损伤：少见。腰穿中如果突然出现感觉异常（如下肢麻木或疼痛）应立即停止腰穿。
3. 小脑或延髓下疝：腰穿中或腰穿后发生脑疝非常少见，多见于高颅压患者。及早发现则可以治疗。
4. 脑膜炎。
5. 蛛网膜下腔或硬膜下腔出血，见于正在接受抗凝治疗或存在凝血障碍的患者，可导致瘫痪。

（郭淮莲）

第六部分

重症监护一般操作

膀胱插管和临时导尿

【适应证】

膀胱插管

1. 治疗尿潴留，使尿失禁患者保持会阴清洁干燥。
2. 为诊断目的获取无污染的尿样。
3. 危重患者监测尿量。
4. 行膀胱检查（膀胱造影，膀胱内压测量图）。
5. 探测尿道有无狭窄或梗阻，对患者是否存在尿道损伤进行诊断性导尿。
6. 腹部及膀胱手术排空膀胱以防止术中损伤膀胱。
7. 膀胱、尿道手术或损伤的患者，放置导尿管促进切口愈合及功能恢复。
8. 膀胱内注射药物治疗。

临时导尿

1. 需用尿液作分析、培养或药敏，尤其是男性患者，可用临时导尿法。

2. 可测定残余尿量。

【禁忌证】

1. 与骨盆骨折相关的尿路损伤。
2. 急性尿道炎/前列腺炎（相对禁忌证）。

【材 料】

1. 导尿包（可有或没有 Foley 管）。
2. 导尿管。
3. Foley 管：顶端有球囊使其在膀胱内不会脱出，成年人选用 16～18F（数字越大，直径越大）管。灌洗导管（三通式 Foley 管）应选用较大号码（20～22F）。

   Coude 管：尖端弯曲的尿管，可用于男性前列腺肥大患者（导管插入时尖端指向 12 点钟方向）。
4. 红色橡胶管是无球囊的橡胶或乳胶导管，通常用于临时导尿，引流出尿液，并不留置尿管。

【操作过程】

1. 导尿必须严格执行无菌操作，洗手，戴口罩、帽子。因为每次插入尿管均会将细菌带入膀胱内。
2. 患者仰卧在光线良好的区域，女性患者需双膝屈曲自然分开，以充分暴露尿道口。
3. 插管前准备好材料，打开导尿包，戴好手套，用消毒液浸泡棉球，铺无菌单。
4. 将 Foley 管的球囊充气、放气确认球囊功能正

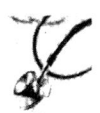

常。在尿管头端涂以润滑胶。

5. 对女性患者,用一只手将阴唇分开(图6-1)。对未行包皮环切术的男性患者,回拉包皮暴露龟头,握住阴茎使其直立(图6-2)。

6. 握住阴茎或分开阴唇的手不应接触要插入的尿管。可用导尿包中的止血钳将尿管插入,或者止血钳用于术前准备,用戴手套的手将尿管插入。

7. 对男性患者,操作者牵引阴茎使其垂直于身体以去除尿道内在的生理弯曲,防止尿管被导入错误的路径。用平稳、温和的推力使导管前进。尿道球部是最容易撕裂的部位。感到阻力提示存在狭窄,需要请泌尿科医生会诊。对前列腺肥大患者,使用Coude尿管较容易插入。以下一些技巧有助于将尿管插入尿道:保证阴茎充分拉伸,在插尿管前,用一个Coude注射器向尿道中注入30~50ml无菌外科用润滑剂(K-Y胶)。对尿管较难置入的患者,有粘性的利多卡因凝胶能帮助润滑尿道及减轻不适。在注入利多卡因凝胶至少5分钟后再行操作,以使凝胶发挥麻醉作用。

8. 将尿管一直插到泌尿道末端。(男性20~22cm,女性4~6cm),见到尿液流出后,应继续插入导尿管5~6cm。将阴茎压向耻骨,这些操作保证球囊在膀胱中而不是在尿道中。向球囊中注入5~10ml无菌用水,或者注入空气。充气后回拉球囊使球囊位于膀胱颈。当导管位于合适

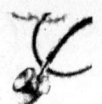

位置时,尿液回流顺畅。如向尿道内注入了大量润滑剂,应该使用无菌生理盐水反复冲洗尿管清除润滑剂。如尿管无法冲洗,提示尿管置于尿道中,而非膀胱中。

9. 未行包皮环切术的男性,应将包皮复位以防止尿管插入后引起龟头水肿。

10. 女性患者中,尿管可固定在腿上。男性患者尿管应固定在腹壁上以减少后尿道的张力,并有助于防止狭窄形成。尿管通常连接于引流袋或其他装置用于计算尿量。许多新式导尿包中导尿管已接在尿袋上。这些系统是密闭的,尽可能不打开,保持无菌及密闭状态。

11. 临时导尿操作步骤与上述膀胱插管的步骤完全相同,在标本收集后拔出尿管。

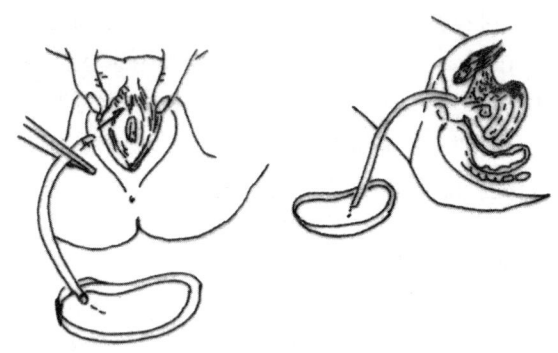

图 6-1

【并发症】

1. 拔管困难

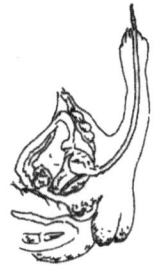

图 6-2

未抽净气囊内的液体或气体,盲目拔管。

气囊导尿管的双腔被尿结晶沉渣堵塞或粘连。

2. 泌尿系感染或结石

   多是没有严格执行无菌操作或长期留置导尿的病人术后护理不当、饮水量少、没有按时更换导尿管等原因所致。导尿管应 2~4 周更换一次。

3. 尿道损伤

   插入深度不够;型号选择不当;引流袋未固定,拉力过大;引流袋固定太紧、位置过低,病人烦躁或翻身时均可将气囊拉出,损伤尿道粘膜。

4. 尿道断裂

   护理人员基础医学理论不扎实,具体表现为不了解尿道的解剖结构及生理特点;未完全掌握气囊导尿管的结构和性能及使用时的注意事项。如未见尿液流出,即向气囊内注入气体或液体。拔管时未抽出气体或液体而强行拔管。

5. 气囊破裂致膀胱异物

   注入气体或液体过多、压力过大;使用反复消毒过的气囊导尿管,弹性变差。

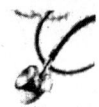

【其 他】

1. 注意严格无菌操作技术。
2. 插入导尿管时操作应轻,避免造成尿道的损伤。
3. 应选择合适的气囊导尿管,如儿童应选择直径细的,成人可选择直径粗的气囊导尿管以便引流。
4. 对于尿潴留的病人插导尿管后不要一次很快将尿液全部引流,应分次引流,以免造成膀胱突然缩小而导致膀胱粘膜出血。
5. 如为持续导尿,每天应行膀胱冲洗,甚至可加用抗菌药物,如庆大霉素,冲洗避免长期留置导尿管引起的感染。
6. 需长期留置导尿管者,至少每月更换一次尿管以免发生感染及形成结石。
7. 在引流过程中,可能由于血块、脓块或沉渣阻塞了引流管可以用盐水冲洗保持通畅。另外由于体位的改变使导尿管侧孔附壁不利于引流,可以调整导尿管位置以便引流。
8. 拔管时先清除固定的胶布或是抽空气囊的液体后方可拔除导尿管,否则会造成尿道的损伤。

(郭丹杰　崔传亮)

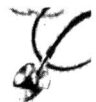

留取清洁尿样

【适应证】

为临床检查目的需留取清洁尿样者。

【禁忌证】

无明确禁忌证。

【材 料】

1. 聚维酮碘溶液。
2. 无菌纱布。
3. 无菌容器。

【操作过程】

1. 男性患者
   (1) 洗手,戴口罩、帽子。暴露龟头,以聚维酮碘溶液清洗,无菌纱布擦干。
   (2) 弃去起始尿液,用无菌容器收集中段尿。
2. 女性患者
   (1) 洗手,戴口罩、帽子。分开阴唇,暴露尿道,整个操作过程中保持阴唇向两侧分开。
   (2) 用聚维酮碘从前向后清洗尿道,并用无菌用水冲洗干净。
   (3) 用无菌容器留取中段尿。

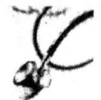

【并发症】

无明确并发症。

经皮耻骨上膀胱穿刺

【适应证】(最常用于儿童)

1. 采用非侵入方法无法获取尿液。
2. 存在尿路畸形(如外伤致尿道断裂,严重尿道狭窄,膀胱内肿物合并尿道狭窄或闭锁等)。
3. 存在难治性尿道炎。

【禁忌证】

1. 如儿童已在一小时内排空膀胱或膀胱无法穿刺。
2. 膀胱内肿瘤血流丰富,易出血者及存在严重出凝血障碍者。

【材 料】

1. 无菌操作包。
2. 聚维酮碘和酒精。
3. 20ml 空针。

【操作步骤】

1. 此步骤几乎仅用于儿科患者(通常小于 6 个月)。洗手,戴口罩、帽子。
2. 固定儿童,平卧位,常规消毒铺巾。

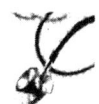

3. 从耻骨联合上方叩诊膀胱,(当儿童膀胱充盈时,要高出耻骨上缘)。
4. 取 20ml 空针。用聚维酮碘和酒精将耻骨上 0.5~1.5 厘米的区域消毒。常规不作麻醉。
5. 在前正中线垂直皮肤进针,保持负压,直到抽出尿液。

【并发症】

1. 感染。
2. 盆腔其他脏器损伤。

【其 他】

1. 穿刺前确保膀胱充盈,避免损伤盆腔其他脏器。
2. 对于尿潴留的病人应分次引流。

(郭丹杰 崔传亮)

第七部分

测试题和参考答案

测试题

A 型题

1. 如果没有成套的动脉血采集装置，可用 3～5ml 的注射器抽取几毫升肝素
   A. 0.5ml
   B. 1ml
   C. 1.5ml
   D. 2ml
   E. 2.5ml

2. 选择桡动脉穿刺前需行 Allen 试验检查尺动脉的通畅性，如果尺动脉通畅，病人的手掌会在几秒钟内充血
   A. 3 秒钟
   B. 6 秒钟
   C. 9 秒钟
   D. 12 秒钟
   E. 15 秒钟

3. 获得标本后，快速的抽出注射器，应至少压迫

穿刺部位多长时间
- A. 2分钟
- B. 3分钟
- C. 5分钟
- D. 8分钟
- E. 10分钟

4. 使用 NAVEL 的记忆方法来帮助定位腹股沟重要组织，股动脉应在哪一组织内侧
   - A. 静脉
   - B. 淋巴组织
   - C. 空隙
   - D. 神经
   - E. 韧带

5. 如果几分钟内不能进行血气分析，应该怎么做
   - A. 注射器冰浴
   - B. 将注射器放置在室温下
   - C. 将注射器 37℃温浴
   - D. 将注射器 4℃冰箱冷藏
   - E. 分析时重新穿刺

6. 青霉素过敏的血清型反应为迟发反应，常在注射多少天后出现症状
   - A. 3～5 天
   - B. 5～7 天
   - C. 7 天
   - D. 7～12 天
   - E. 10 天

7. 皮肤试验结果判断应在注射后多长时间观察注

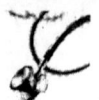

射部位反应

- A. 5~10min
- B. 10~15min
- C. 15~20min
- D. 20~25min
- E. 25~30min

8. 皮下注射时,针头与皮肤应呈多少角度进针适宜

- A. 10~20度
- B. 20~25度
- C. 25~30度
- D. 30~45度
- E. 45~60度

9. 注射时如何能够做好无痛注射

- A. 进针快、拔针快、推药慢
- B. 进针快、拔针慢、推药快
- C. 进针快、拔针慢、推药慢
- D. 进针快、拔针快、推药快
- E. 进针慢、拔针慢、推药慢

10. 皮下、肌内注射推药前如发现有回血,应如何处理

- A. 可继续推药
- B. 拔出重新进针
- C. 将针头再刺入少许
- D. 将针头稍拔出少许
- E. 将回血推回,再重新注射

11. 臀部肌注射连线定位法是取髂前上棘与尾骨连

线的哪个部位

A. 1/2处

B. 1/3处

C. 外上1/3处

D. 外下1/3处

E. 外上1/2处

12. 下列哪个部位不是肌内注射的部位

A. 臀大肌

B. 臀中肌

C. 臀小肌

D. 股外侧肌

E. 上臂三角肌

13. 静脉注射时,系止血带应距穿刺点多远为宜

A. 3cm

B. 4cm

C. 5cm

D. 6cm

E. 7cm

14. 静脉注射应选择合适的静脉穿刺,下面哪项是错误的

A. 应选择粗、直的血管穿刺

B. 应选择弹性好的血管穿刺

C. 选择不宜滑动的血管穿刺

D. 选择易于固定的血管穿刺

E. 可在关节和静脉瓣处的血管穿刺

15. 长期输液者应如何保护静脉,下面哪项是错误的

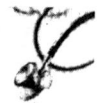

    A. 选择弹性好的血管

    B. 选择粗、直的血管

    C. 注射刺激性强的药物应在确定针头在血管内时再加药

    D. 由近端到远端选用血管

    E. 加强巡视,注意观察输液针头是否脱出造成药液溢出至皮下

16. 静脉输液常用的溶液中供给电解质的是

    A. 5%～10%葡萄糖注射液

    B. 5%葡萄糖氯化钠

    C. 5%碳酸氢钠

    D. 11.2%乳酸钠溶液

    E. 右旋糖酐

17. 为什么无菌透明敷料是套管针固定的最佳选择,下面哪种说法是不对的

    A. 能牢固固定

    B. 保持穿刺部位相对无菌

    C. 穿刺部位美观

    D. 容易观察穿刺点

    E. 便于及早发现静脉炎

18. 静脉输液中如发现针头阻塞应如何处理

    A. 挤压靠近针头的输液管

    B. 更换针头重新穿刺

    C. 用注射器抽吸溶液后注入针头冲开阻塞之血块

    D. 调整针头位置

    E. 局部热敷

19. 输液中因输液过快发生急性肺水肿首先应采取什么措施
    A. 加压给氧，同时酒精吸氧
    B. 给予镇静剂
    C. 立即停止输液或减速
    D. 给予扩血管药物及洋地黄等强心剂
    E. 进行四肢轮流结扎，减少静脉回流
20. 哪一型变态反应皮试最为常用
    A. Ⅳ型
    B. Ⅲ型
    C. Ⅱ型
    D. Ⅰ型
    E. 过敏试验
21. 最常用的皮试部位是哪里
    A. 前臂伸侧皮肤表面
    B. 上臂伸侧皮肤表面
    C. 上臂屈侧皮肤表面
    D. 前臂屈侧皮肤表面
    E. 腕部皮肤表面
22. 皮肤试验中注射抗原后立即进行哪个操作步骤
    A. 注射局部包扎
    B. 对侧对照试验
    C. 用记号笔标记试验部位
    D. 测量皮丘大小
    E. 不同浓度反复试验
23. 为解释皮肤试验，应在什么时间检查注射部位
    A. 72小时

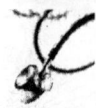

   B. 48~72 小时
   C. 36~48 小时
   D. 24~36 小时
   E. 12~24 小时
24. PPD 标准的筛查试验是什么浓度
   A. 1TU
   B. 5TU
   C. 10TU
   D. 25TU
   E. 250TU
25. 胰岛素注射可选择以下部位除了
   A. 腹部
   B. 上臂外侧
   C. 前臂内侧
   D. 大腿前外侧
   E. 臀部
26. 一般胰岛素应注射在
   A. 皮下
   B. 肌肉
   C. 皮内
   D. 静脉
   E. 以上都对
27. 胰岛素注射工具包括
   A. 胰岛素注射器
   B. 胰岛素注射笔
   C. 胰岛素高压注射器（无针注射器）
   D. 胰岛素泵

E. 以上都对
28. 注射前不需要混匀的胰岛素包括
   A. 短效胰岛素
   B. 中效胰岛素
   C. 预混胰岛素
   D. 鱼精蛋白锌胰岛素
   E. 以上都对
29. 胰岛素保存,下列说法不正确的是
   A. 2~8℃冷藏
   B. 冷冻保存
   C. 应避免日晒
   D. 已开启的胰岛素在室温下(25℃以下)最多可保存28天
   E. 如胰岛素内有悬浮物或变色,则不能使用
30. 下列哪种情况需要气管插管
   A. 心功能Ⅲ级
   B. 呼吸、心跳停止
   C. $PaCO_2$ 50mmHg
   D. PaO_2 50mmHg
   E. 气胸
31. 患者颈髓损伤无呼吸困难时,最适宜行
   A. 经口气管插管
   B. 鼻导管吸氧
   C. 口对口人工呼吸
   D. 面罩吸氧
   E. 经鼻气管插管
32. 气管插管后听诊可闻右肺呼吸音,而左肺未闻

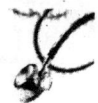

及呼吸音,可能的原因是

A. 气管插管误入食道

B. 气管插管误入右主支气管

C. 右侧胸腔积液

D. 右侧气胸

E. 右侧胸膜粘连

33. 环甲膜穿刺通常能保留

A. 24 小时

B. 7 天

C. 36 小时

D. 45 分钟

E. 2 周

34. 使用带套囊的气管插管时,充气量通常为

A. 1ml

B. 2ml

C. 5ml

D. 10ml

E. 20ml

35. 哪种情况不宜进行气管插管

A. 脑出血昏迷呼吸停止

B. 心肺复苏过程中

C. 喉破裂

D. 呼吸衰竭需要机械通气时

E. 全身麻醉

36. 环甲膜穿刺时进针角度为

A. 10°

B. 35°

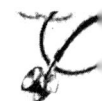

C. 45°

D. 60°

E. 90°

37. 胸腔积液的部位体格检查有什么发现
    A. 叩诊呈浊音，同时耳语音和呼吸音均减低
    B. 叩诊呈浊音，同时耳语音和呼吸音均增强
    C. 叩诊呈鼓音，同时耳语音和呼吸音均减低
    D. 叩诊呈浊音，同时耳语音增强，呼吸音减低
    E. 叩诊呈浊音，同时耳语音减低，呼吸音增强

38. 确定胸穿针的入径在什么部位
    A. 上一肋骨下缘
    B. 下一肋骨上缘
    C. 两肋中间
    D. 近脊柱旁
    E. 靠近肩胛骨

39. 因为有穿破腹膜的风险，所以尽量避免在哪里进行穿刺
    A. 第十肋间以下
    B. 第五肋间以下
    C. 第八肋间以下
    D. 第七肋间以下
    E. 第六肋间以下

40. 每次引流的液体量要小于多少
    A. 500ml
    B. 600ml
    C. 700ml
    D. 1000ml

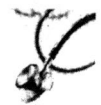

E. 2000ml

41. 在抽出引流管时，让患者做什么动作可升高胸腔内压，降低气胸的发生率

   A. 深呼气
   B. 深吸气
   C. 浅快呼吸
   D. Valsalva 动作
   E. 深呼吸

42. 创伤性气胸放置胸腔引流管的位置多在

   A. 第二肋间锁骨中线
   B. 第三肋间锁骨中线
   C. 肺尖
   D. 腋下
   E. 第五或第六肋间腋前线

43. 女，38 岁，哮喘史 30 年，近 1 周咳嗽、喘息加重。1 天前咳嗽后突然呼吸困难明显加重。查体：呼吸 44 次/分，血压 75/50mmHg，颈静脉怒张，肢端发绀，大汗，右肺可闻哮鸣音，左肺呼吸音明显减弱，心率140 次/分，律整。应用氨茶碱、激素后，哮鸣音明显减弱，但呼吸困难无好转。病情加重的原因最可能的是

   A. 哮喘并发左心衰
   B. 哮喘并发气胸
   C. 哮喘继发肺部感染
   D. 哮喘并发呼吸衰竭
   E. 哮喘引起严重支气管痉挛

44. 成年患者胸膜腔持续负压吸引装置的调节瓶中长玻璃管，应插入水平面下
    A. 20cm
    B. 8～10cm
    C. 6～8cm
    D. 4～6cm
    E. 3～4cm

45. 女，40岁，右侧大量胸腔积液穿刺抽液，10分钟抽液1300ml，病人气急症状减轻，抽液15分钟后，病人突然胸闷、咳嗽、咳白色泡沫痰，体检：紫绀，两肺闻及湿啰音和哮鸣音，心率120次/分。BP10.7/6.7kPa（80/50mmHg），最可能出现何种情况
    A. 胸膜反应
    B. 医源性气胸
    C. 复张后肺水肿
    D. 纵隔摆动
    E. 损伤血管致失血

46. 男性，20岁，突发性憋气胸痛，诊断自发性气胸，以前无类似发作。胸片示肺被压缩90%以上，纵隔向健侧移位，入院后以下哪项处理最正确
    A. 每日摄胸片观察其变化
    B. 气管插管
    C. 开胸探查
    D. 输液并抗生素治疗
    E. 胸腔闭式引流

47. 男，45岁，工人，胸疼，呼吸困难，发热一周。查体：T40.8℃，右侧胸部叩诊浊，呼吸音弱，X线透视示右胸腔积液，胸腔穿刺抽得较稠脓液，进一步的处理措施应首选
   A. 反复胸腔穿刺
   B. 输血
   C. 冰袋降温
   D. 胸腔闭式引流
   E. 继续应用抗生素

48. 自发性气胸患者胸腔闭式引流时，胸腔引流管通常放置在
   A. 第五肋间腋中线
   B. 第六肋间腋中线
   C. 第二肋间锁骨中线
   D. 第七肋间腋中线
   E. 第四肋间腋前线

49. 胸腔闭式引流以切口为中心消毒局部皮肤，消毒半径为
   A. 5厘米
   B. 10厘米
   C. 15厘米
   D. 20厘米
   E. 25厘米

50. 左侧急性脓胸，X线检查示大量胸腔积液，于左第二肋间锁骨中线置胸腔闭式引流排脓，并用抗生素等治疗，2个月后复查发现，左胸腔包裹性积脓，已为慢性脓胸，其最主要原

因是

A. 抗生素选用不当

B. 原发病变未消除

C. 胸腔内异物残留

D. 引流部位不当

E. 合并肺气肿

51. 胸腔闭式引流后，拔除胸腔引流管时病人最好应采用的呼吸方式是

A. 平静呼吸

B. 深吸气后屏气

C. 屏气10秒

D. 浅，快呼吸

E. 深，慢呼吸

52. 肺水肿时湿化瓶内放什么液体

A. 凉开水

B. 温开水

C. 蒸馏水

D. 30%～50%酒精

E. 生理盐水

53. 关于单侧鼻导管给氧法，说法不正确的是

A. 操作前向患者做好解释

B. 用湿棉签清洁鼻腔

C. 连接鼻导管，蘸水轻插入患者一侧鼻孔后调节氧流量

D. 如患者无呛咳，用胶布固定鼻导管

E. 记录用氧时间

54. 不属于吸氧并发症的是

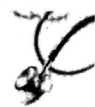

   A. 氧中毒
   B. 肺泡不张
   C. 失明
   D. 骨质疏松
   E. 抑制呼吸
55. 说法不正确的是
   A. 鼻导管吸氧法适于轻中度缺氧患者
   B. 鼻塞吸氧法适于重度缺氧患者
   C. 面罩吸氧法适于重度缺氧患者
   D. 漏斗法吸氧适于婴幼儿患者
   E. 面罩吸氧法只适于短期使用
56. 漏斗法给氧应离口鼻
   A. 1～3cm
   B. 2～4cm
   C. 3～5cm
   D. 4～6cm
   E. 5～7cm
57. 一患者吸氧流量为2升/分，则导管给氧时浓度为
   A. 20%
   B. 40%
   C. 29%
   D. 18%
   E. 36%
58. 不属于给氧适应证的是
   A. 气胸
   B. 肺水肿

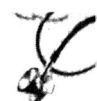

  C. 安眠药中毒
  D. 急性胃炎
  E. 哮喘
59. 严重缺氧患者,吸氧浓度要求达到41%,你将流量调到多少为宜
  A. 3升/分
  B. 4升/分
  C. 5升/分
  D. 6升/分
  E. 7升/分
60. 电动吸引器吸痰每次插入导管吸引的时间不应超过
  A. 1～5秒
  B. 6～9秒
  C. 10～15秒
  D. 16～19秒
  E. 20～25秒
61. 吸痰时,如痰液粘稠不易吸出,下列哪种处理方法是错误的
  A. 滴少许生理盐水
  B. 滴糜蛋白酶
  C. 拍背
  D. 变换导管位置
  E. 固定导管位置并延长抽吸时间
62. 下列吸痰操作错误的是
  A. 患者头转向护士一侧
  B. 启动吸引器后再插管

C. 先吸去口、咽喉部分泌物，再深入气管吸引
D. 将吸管从深部向上提起，左右旋转吸痰
E. 痰液粘稠滴少量生理盐水稀释

63. 吸痰操作方法是
    A. 要轻柔，导管应不断上下移动，左右旋转换位
    B. 要轻柔，导管不应上下移动，应固定位置
    C. 要轻柔，导管不应上下移动，可左右移动
    D. 要轻柔，导管应不断上下移动，不可左右旋转换位
    E. 以上都不是

64. 为成人吸痰时，负压应调节为
    A. 20~25kPa
    B. 30~35kPa
    C. 40~50kPa
    D. 55~60kPa
    E. ＞65kPa

65. 下列哪项不是心包穿刺的适应证
    A. 心包积液需确定病因
    B. 化脓性心包积液穿刺抽液注药
    C. 大量积液有急性心包填塞症状
    D. 心脏扩大积液量少于 200ml
    E. 结核性心包炎

66. 下列哪项是心包穿刺的禁忌证
    A. 心脏扩大积液量 500ml
    B. CABG 术后

C. 急性心包填塞
D. 心脏不大积液量 500ml
E. 结核性心包炎

67. 心包积液穿刺如果抽出鲜血，应该如何
    A. 继续抽吸，速度不变
    B. 观察血液不凝，考虑血性积液可能性不大
    C. 观察血液不凝，考虑血性积液可能性大
    D. 观察血液不凝，考虑损伤了静脉
    E. 停止抽吸即可，不用观察

68. 心包穿刺剑突下进针时，针体的方向
    A. 向上、向前并向左
    B. 向上、向前并向右
    C. 向上、向后并向左
    D. 向上、向后并向右
    E. 向下、向后并向左

69. 心包穿刺抽液量第一次不宜超过
    A. 700～800ml
    B. 500～600ml
    C. 400～500ml
    D. 300～400ml
    E. 100～200ml

70. 下列哪种疾病不出现心包积液
    A. SLE
    B. AMI
    C. 痛风
    D. 心包炎
    E. 胃炎

71. 心电图描记时探查部位的皮肤处理应选择
    A. 生理盐水
    B. 自来水
    C. 导电糊（膏）
    D. 热水
    E. 任何都不要
72. 使用交流电源的心电图机时地线
    A. 无须接
    B. 必须接
    C. 不能接
    D. 未做规定
    E. 可接可不接
73. 常规心电图描记应是
    A. 三导联
    B. 十二导联
    C. 九导联
    D. 十八导联
    E. 长 V1 导联
74. 描记 V7、V8、V9 导联时患者应取
    A. 平卧位
    B. 左侧卧位
    C. 右侧卧位
    D. 立位
    E. 半卧位
75. 何种情况下必须描记十八导联心电图
    A. 胸痛
    B. 高血压

C. 心律失常
D. 急性心肌梗死首次描记
E. 晕厥

76. 肢体导联左上肢、右上肢、左下肢、右下肢分别为
    A. LL、RL、LA、RA
    B. LL、RA、LA、RL
    C. LL、RL、RA、LA
    D. RA、LA、LL、RL
    E. LA、RA、LL、RL

77. 经鼻腔插管不能导致以下哪种并发症
    A. 鼻窦炎
    B. 气胸
    C. 食管反流
    D. 食道穿孔
    E. 脑组织损伤

78. 鼻饲插管中哪项器材是不必要的
    A. 胃管
    B. 润滑油
    C. 吸管
    D. 听诊器
    E. 软尺

79. 三腔二囊管可以应用于哪种消化道出血
    A. 胃出血
    B. 胆道出血
    C. 十二指肠球部破裂出血
    D. 食道静脉曲张所致出血

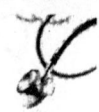

E. 食道溃疡

80. 以下哪种情况不需要插胃管
    A. 肠梗阻
    B. 西地兰过量中毒
    C. 腹腔手术患者
    D. 防止神志不清、反应迟钝患者出现误吸
    E. 不能进食患者的鼻饲治疗

81. 以下关于胃管插入术的说法哪项不正确
    A. 导管会刺激咽部,导致患者出现咳嗽
    B. 患者不能够合作时候管子很可能会在喉部盘曲
    C. 颅骨骨折患者可出现导管误入颅内的可能
    D. 因为插管时可能会插入鼻窦开口处所以会导致鼻窦炎
    E. 插管可以导致食管下端括约肌失去作用

82. 关于润滑剂的使用哪项错误
    A. 可以应用利多卡因凝胶
    B. 一般应用石蜡油润滑
    C. 润滑剂会导致患者腹泻
    D. 充分润滑胃管至所需插入全长
    E. 润滑剂的使用对于防止误入气道是没有用处的

83. 有关三腔管治疗前准备的描述哪项是错误的
    A. 检查三腔管管腔是否通畅
    B. 无须检查是否漏气
    C. 对患者及家属做好解释工作
    D. 应用前将相关器械如三腔管、注射器、血

管钳、血压计、石蜡油等准备齐全
E. 检测气囊充气量和压力

84. 关于三腔管操作错误的是
A. 插管前无须先抽净食道囊、胃囊内气体
B. 患者鼻腔及三腔管涂以石蜡油
C. 达咽部时嘱患者做吞咽动作
D. 如胃管抽出胃内容物表示管端或胃囊已进入胃腔
E. 选择宽敞一侧鼻腔下管

85. 三腔管送入深度应达
A. 30cm
B. 40cm
C. 45cm
D. 65cm
E. 50cm

86. 三腔管胃囊注气应达压力为
A. 60～80mmHg
B. 20～30mmHg
C. 30～40mmHg
D. 80～100mmHg
E. 40～50mmHg

87. 三腔管食道囊注气应达压力为
A. 20～40mmHg
B. 50～60mmHg
C. 60～80mmHg
D. 10～20mmHg
E. 30～40mmHg

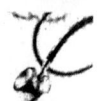

88. 三腔管向外牵引所需重物重量为
    A. 1kg
    B. 2kg
    C. 0.5kg
    D. 3kg
    E. 4kg
89. 三腔管单纯胃囊压迫需持续压迫多少小时
    A. 24 小时
    B. 12 小时
    C. 36 小时
    D. 48 小时
    E. 8 小时
90. 三腔管加食道囊压迫需多少小时放气一次
    A. 8 小时
    B. 12 小时
    C. 24 小时
    D. 36 小时
    E. 6 小时
91. 有关三腔管气囊压迫描述错误的是
    A. 气囊压迫 3~5 天，如继续出血可适当延长
    B. 出血停止后，放气观察 24 小时，如仍无出血可拔管
    C. 拔管前患者需口服石蜡油
    D. 只要出血停止即可拔管
    E. 放气时先放食道囊再放胃囊气体
92. 三腔管气囊压迫可能出现的并发症不包括
    A. 压迫局部粘膜发生溃疡

B. 心律失常、胸前区疼痛
C. 再出血
D. 肺炎
E. 憋气、烦躁

93. 下列有关腹腔穿刺适应证叙述错误的是
   A. 腹水原因待查
   B. 怀疑腹腔内出血
   C. 由于大量腹水,患者出现呼吸窘迫
   D. 腹胀伴肠梗阻
   E. 怀疑肿瘤出现腹腔转移

94. 下列腹腔穿刺部位选择错误的是
   A. 脐下 3~4cm 中线上
   B. 脐与左侧髂前上嵴连线的中下 1/4
   C. 脐下 3cm 中线上,可见一手术瘢痕
   D. 侧腹部
   E. 脐与右侧髂前上嵴连线的中下 1/4

95. 下列不属于腹腔穿刺并发症的是
   A. 呼吸困难
   B. 内脏穿孔
   C. 急性肝昏迷
   D. 少尿
   E. 腹膜炎

96. 腹部损伤行腹腔穿刺抽得不凝血液后诊断
   A. 空腔脏器破裂
   B. 后腹膜血肿
   C. 前腹膜血肿
   D. 误穿入腹腔血管

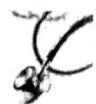

E. 实质脏器破裂

97. 下列各项指标对确定结核性腹水最有意义的是
    A. 腹水腺苷脱氨酶增高
    B. 腹水比重>1.016
    C. 腹水黎氏试验阳性
    D. 腹水 LDH 升高
    E. 腹水葡萄糖<3.4mmol/L

98. 腹腔穿刺体位选择正确的是
    A. 坐位
    B. 左侧卧位
    C. 右侧卧位
    D. 平卧位
    E. 以上均可

99. 渗出性腹水常见于下列哪种疾病
    A. 肝硬变
    B. 肾病
    C. 充血性心力衰竭
    D. 肺心病
    E. 结核性腹膜炎

100. 漏出性腹水常见于下列哪种疾病
    A. 肝硬变
    B. 内脏穿孔
    C. 结核性腹膜炎
    D. 肿瘤
    E. SLE

101. 渗出性腹水与漏出性腹水的区别叙述错误的是

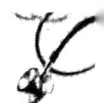

A. 漏出性清亮黄色,渗出性澄清或混浊
B. 漏出性比重<1.016,渗出性比重>1.016
C. 漏出性腹水凝固,渗出性不凝固
D. 漏出性蛋白质绝对值<3g/100ml,渗出性蛋白质绝对值>3g/100ml
E. 漏出性蛋白质(腹水/血清)<0.5,渗出性蛋白质(腹水/血清)>0.5

102. 腹水常规检查化验不包括下列哪一项
    A. 总蛋白
    B. 比重
    C. pH 值
    D. 葡萄糖含量
    E. 腹水找癌细胞

103. 成人脊髓常终止于哪节椎间隙水平
    A. T_{12}~L_1
    B. $L_{1~2}$
    C. $L_{2~3}$
    D. $L_{3~4}$
    E. $L_{4~5}$

104. 腰椎穿刺最安全的穿刺点是哪节椎间隙
    A. T_{12}~L_1
    B. $L_{1~2}$
    C. $L_{2~3}$
    D. $L_{3~4}$
    E. $L_{4~5}$

105. 正常脑脊液初压为
    A. 70~180mmH_2O

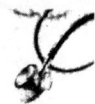

- B. 50~150mmH$_2$O
- C. 100~200mmH$_2$O
- D. 70~170mmH$_2$O
- E. 70~180mmHg

106. 为预防腰穿后头痛,腰穿后应嘱患者平卧
   - A. 3小时
   - B. 4小时
   - C. 5小时
   - D. 2小时
   - E. 至少6小时

107. 下列哪种情况不宜做腰椎穿刺
   - A. 脑膜炎
   - B. 发热
   - C. 明显视乳头水肿
   - D. 昏迷
   - E. 头痛

108. 最常见的腰穿并发症是
   - A. 腰穿后头痛
   - B. 马尾损伤
   - C. 脑疝
   - D. 脑膜炎
   - E. 蛛网膜下腔出血

109. 为预防腰穿后头痛,腰穿时应
   - A. 腰穿针针孔斜面应与人体长轴垂直
   - B. 腰穿针针孔斜面应与人体长轴平行
   - C. 腰穿针头端向患者头端倾斜
   - D. 缓慢进针

E. L₄~₅ 处穿刺

110. 以下哪项不是膀胱插管的适应证
    A. 减轻尿潴留
    B. 以诊断为目的获取无污染的尿样
    C. 危重患者中监测尿量
    D. 膀胱造影
    E. 骨盆骨折后获取尿样

111. 成人导尿管选用 Foley 管多选择
    A. 15~16French
    B. 16~17French
    C. 16~18French
    D. 17~18French
    E. 没有要求

112. 男性前列腺肥大的患者插尿管有困难时,可首选
    A. 灌洗导管
    B. Coude 尿管
    C. 红色橡胶管
    D. Foley 管
    E. 均可以

113. 导尿时应用 Foley 管,导管插入时尖端指向的方向为
    A. 2 点种
    B. 6 点种
    C. 10 点种
    D. 12 点种
    E. 没有具体要求

114. 在导尿操作过程中,以下哪项不正确
    A. 导尿必须严格执行无菌操作
    B. 给 Foley 管的球囊充气后放气
    C. 对未行包皮环切术的男性患者,回拉包皮以暴露龟头
    D. 握住阴茎或分开阴唇的手可以接触要插入的尿管
    E. 未行包皮环切术的男性,应将包皮复位
115. 以下描述哪项最正确
    A. 导尿时男性患者应牵引阴茎使其垂直于身体
    B. 尿道球部是最容易撕裂的部位,感觉到阻力提示存在狭窄
    C. 尿管较难置入病例中,利多卡因凝胶能帮助润滑尿道及减轻不适
    D. 充气后相应回拉球囊使球囊位于膀胱颈
    E. 以上均正确
116. 下列有关导尿的操作哪项不正确
    A. 插入尿管后,可向球囊中注入 5~10ml 无菌用水
    B. 插入尿管后,不可向球囊中注入空气
    C. 尿道球部是最容易撕裂的部位,感觉到阻力提示存在狭窄
    D. 如向尿道中注入了大量润滑剂,应用无菌盐水反复冲洗尿管清除过多的润滑剂
    E. 如向尿道中注入了大量润滑剂,尿管无法冲洗,则尿管是在尿道而非膀胱中
117. 以下有关留取清洁尿样的意义哪项正确

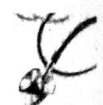

   A. 清洁的尿样对尿常规分析有用的
   B. 清洁的尿样对男患者的尿培养通常效果较好
   C. 清洁的尿样对女患者可能仅供参考
   D. 清洁的尿样对尿培养、药敏有意义
   E. 以上均正确
118. 通常有几种方法能获得清洁尿样
   A. 1种
   B. 2种
   C. 3种
   D. 4种
   E. 5种
119. 无创留取清洁尿样时哪项不正确
   A. 男性患者应暴露龟头,以聚维酮碘溶液清洗
   B. 女性患者应分开阴唇暴露尿道,保持阴唇在整个操作过程中向两侧分开
   C. 均用无菌容器留取中段尿
   D. 女性患者应从前向后用聚维酮碘清洗尿道
   E. 女性患者应从后向前用聚维酮碘清洗尿道
120. 以下有关经皮耻骨上膀胱穿刺的适应证哪项不正确
   A. 该方法最常用于儿童
   B. 存在尿路畸形者
   C. 存在难治性尿道炎者
   D. 儿童已在一小时内排空膀胱者
   E. 存在膀胱内肿物合并尿道狭窄

121. 下列哪项不是经皮耻骨下膀胱穿刺的禁忌证
   A. 小于 6 个月的儿童
   B. 儿童已在一小时内排空膀胱
   C. 膀胱内肿瘤血流丰富
   D. 严重出凝血障碍者
   E. 膀胱无法穿刺

122. 如穿刺后未抽出尿液,至少多长时间后再重复操作
   A. 立即
   B. 半小时后
   C. 1 小时后
   D. 2 小时后
   E. 次日

B 型题

[问题 1～5]
哪种疾病状态下可能出现以下的血气分析结果

	pH	P_aO_2	P_aCO_2
A.	7.50	75	28
B.	7.15	85	98
C.	7.06	36	95
D.	7.06	95	13
E.	7.39	48	54

1. 30 岁女性司机,体形肥胖,突发左侧胸痛伴呼吸困难
2. 60 岁男性,重度 COPD,指端紫绀和水肿明显
3. 22 岁男性吸毒者因不能唤醒入院

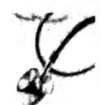

4. 62岁男性，慢支，面罩吸氧后昏迷
5. 20岁男性，糖尿病，因上腹痛、发热和呼吸急促入院

[问题6~7]

    A. >1cm
    B. <1cm
    C. >3cm
    D. >5cm
    E. >2cm

6. 皮试阳性时局部皮丘隆起，出现红晕硬块的直径大小
7. 注射部位皮肤消毒方法是以注射点为中心，螺旋式由里向外涂擦，其范围是

[问题8~9]

    A. 15°~19°
    B. 20°
    C. 21°~25°
    D. 10°~15°
    E. 15°~30°

8. 静脉注射进针角度为
9. 套管针穿刺时，进针的角度应与皮肤呈

[问题10~14]

PPD试验结果的解释

    A. 0~5mm
    B. 5~10mm
    C. 10~15mm
    D. >15mm

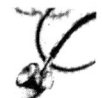

E. 伴有水泡

10. 年龄小于 4 岁的患者可以认为阳性

11. HIV 感染者可认为阳性

12. 阴性

13. 强阳性

14. 密切接触者可认为是阳性

[问题 15]

A. 妊娠糖尿病

B. 乳酸性酸中毒

C. 糖尿病合并急性心肌梗死

D. 1 型糖尿病

E. 糖尿病伴微量白蛋白尿

15. 上述哪一项不是胰岛素治疗的适应证

[问题 16～19]

A. 0.5 小时

B. 18～24 小时

C. 2～4 小时

D. 4～12 小时

E. 6～8 小时

16. 中效胰岛素的持续作用时间

17. 皮下注射短效胰岛素的起效时间

18. NPH 的起效时间

19. 皮下注射短效胰岛素的持续作用时间

[问题 20～22]

A. 清创缝合伤口,并作闭式引流

B. 胸腔闭式引流

C. 剖胸探查

D. 迅速封闭胸壁伤口

E. 气管插管辅助呼吸

20. 车祸后开放性气胸患者，入院后正规处理的最佳选择是

21. 车祸后开放性气胸患者现场急救，首先要

22. 血气胸肺被压缩60%，有气液平面，首先应

[问题 23~27]

以下胸腔积液的检查可有哪些异常表现

A. pH>7.0

B. 胸水蛋白定量 2.2g/dL

C. 胸水葡萄糖低于 15mg/dL

D. 胸水 ADA72U/L

E. 血性胸水

23. 充血性心力衰竭

24. 结核病

25. 脓胸

26. 类风湿性关节炎

27. 间皮瘤

[问题 28~29]

A. 张力性气胸

B. 进行性血胸

C. 闭合性气胸

D. 多根多处肋骨骨折

E. 小量血胸

28. 胸痛，呼吸困难，紫绀，烦躁不安，伤侧胸部饱满，皮下气肿，气管移向健侧，叩诊呈鼓音，呼吸音消失

29. 呼吸困难,面色苍白,伤侧胸部逐渐饱满,气管渐向健侧移位,叩呈浊音。胸透:伤侧胸腔阴影逐渐增大,红细胞压积渐下降

[问题30~34]

　　A. 6~8升/分
　　B. 10~12升/分
　　C. 1~2升/分
　　D. 12~14升/分
　　E. 2~4升/分

30. 氧气帐给氧流量为
31. 每次打开帐幕后应将流量调至
32. 面罩法给氧流量为
33. 小儿鼻导管给氧流量为
34. 中度缺氧者鼻导管给氧流量为

[问题35~36]

　　A. 5~10秒
　　B. 10~15秒
　　C. 2~3分钟
　　D. 2小时
　　E. 12~24小时

35. 如果一次吸痰未吸尽,应让患者休息多长时间再重吸
36. 多长时间更换治疗盘内用物

[问题37~38]

　　A. 左侧心前区第五肋间隙心浊音界内侧
　　B. 左侧心前区第五肋间隙心浊音界外侧
　　C. 胸骨旁穿刺

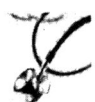

  D. 剑突与左肋弓交点处穿刺
  E. 剑突与左肋弓交点外 2cm
37. 心包穿刺时心尖部穿刺的部位为
38. 剑突下穿刺的部位

[问题 39~40]

  A. 20°~30°
  B. 30°~40°
  C. 40°~50°
  D. 自下向上、后方刺入心包腔
  E. 自下向后方刺入心包腔

39. 心尖部穿刺时针尖的方向
40. 剑突下进针时,针体与腹壁的成角度数为

[问题 41~45]

  A. 3~4 个心动周期
  B. 标定电压
  C. V4 同一水平
  D. 第四肋间
  E. 第五肋间

41. 常规心电图每导联描记长度不少于
42. V1 导联位于胸骨右缘第几肋间
43. V8 导联位于左肩胛线与
44. 每个导联前必须记录有
45. V5 导联位于左腋前线与

[问题 46~47]

  A. 食管反流
  B. 鼻窦炎
  C. 导致鼻腔、咽喉部干燥不舒适、咳嗽

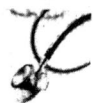

D. 导管误入颅内

E. 青光眼

46. 以上哪项不是胃管插管术的并发症

47. 胃管插管术在颅骨骨折的病人会出现哪种并发症

48. 哪一项可以通过应用止咳糖浆来减轻

[问题 49~50]

A. 石蜡油

B. 2%利多卡因溶液

C. 5%普鲁卡因溶液

D. 蒸馏水

E. 75%酒精

49. 实行胃管插管术前应用哪种液体润滑胃管

50. 哪种液体可以用于咽喉部粘膜表面浸润麻醉

[问题 51~52]

A. 听诊器

B. 口咽通气道

C. 润滑油

D. 负压吸引器

E. 压舌板

51. 为确定胃管是否置入胃内,我们可以使用哪种器具

52. 胃肠减压时我们需要使用哪一项使胃管内形成负压

[问题 53~55]

A. 向胃囊内少量注气

B. 抽尽囊内气体

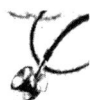

   C. 做吞咽动作
   D. 胃管抽出胃内容物
   E. 做咳嗽动作
53. 除需先将三腔管之胃囊、食道囊及患者鼻腔处涂以石蜡油外,插入三腔管前还应
54. 腔管远段胃管部从患者鼻腔插入,达咽部时令患者
55. 胃囊已进入胃腔的标志为

[问题 56~57]

   A. 排尿、测血压
   B. 超声定位
   C. 穿刺结束后打腹带
   D. 输白蛋白
   E. 放慢抽吸速度

56. 肝硬化患者大量放腹水应注意
57. 腹腔穿刺前应常规

[问题 58~60]

   A. 寡克隆区带
   B. VDRL
   C. 墨汁染色
   D. PCR
   E. 囊虫补体结合实验

58. 多发性硬化时应检测
59. 神经梅毒时应检测
60. 隐球菌脑膜炎时应检测

[问题 61~63]

   A. 4~5cm

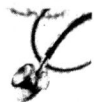

- B. 5～6cm
- C. 4～6cm
- D. 20～22cm
- E. 22～24cm

61. 插尿管时，男性患者插管的深度
62. 插尿管时，女性患者插管的深度
63. 插入尿管引流出尿液，应继续插入尿管的深度

[问题 64～66]

- A. 耻骨上 0.5～1.5 厘米
- B. 耻骨上 2～3 厘米
- C. 中线垂直皮肤进针
- D. 必须麻醉
- E. 常规不需麻醉

64. 聚维酮碘和酒精的消毒区域为
65. 进针部位
66. 穿刺时是否需要麻醉

参考答案

A 型题

1. B	2. B	3. C	4. D
5. A	6. D	7. C	8. D
9. A	10. B	11. C	12. A
13. D	14. E	15. D	16. B
17. C	18. B	19. C	20. A
21. D	22. C	23. B	24. B

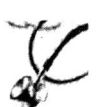

25. C	26. A	27. E	28. A
29. B	30. B	31. E	32. B
33. D	34. C	35. C	36. C
37. A	38. B	39. C	40. D
41. D	42. E	43. B	44. A
45. C	46. E	47. D	48. C
49. D	50. D	51. B	52. D
53. B	54. C	55. D	56. A
57. C	58. D	59. C	60. C
61. E	62. B	63. A	64. C
65. D	66. B	67. C	68. C
69. E	70. E	71. C	72. B
73. B	74. A	75. D	76. E
77. B	78. E	79. D	80. B
81. D	82. C	83. B	84. A
85. D	86. A	87. A	88. C
89. A	90. B	91. D	92. D
93. D	94. C	95. A	96. E
97. A	98. E	99. E	100. A
101. C	102. E	103. B	104. E
105. A	106. E	107. C	108. A
109. B	110. E	111. C	112. B
113. D	114. D	115. E	116. B
117. E	118. B	119. E	120. D
121. A	122. C		

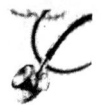

B型题

1. A	2. E	3. C	4. B
5. D	6. A	7. D	8. B
9. E	10. C	11. B	12. A
13. E	14. B	15. E	16. B
17. A	18. C	19. E	20. A
21. D	22. B	23. B	24. D
25. C	26. C	27. E	28. A
29. B	30. B	31. D	32. A
33. C	34. E	35. C	36. E
37. A	38. D	39. D	40. B
41. A	42. D	43. C	44. B
45. C	46. E	47. D	48. C
49. A	50. B	51. A	52. D
53. B	54. C	55. D	56. C
57. A	58. A	59. B	60. C
61. D	62. C	63. B	64. A
65. C	66. E		